Dr. Frank Schwebke

Der geheimnisvolle Patient

Rätselhafte Krankheitsfälle und wie sie aufgeklärt wurden

Dr. Frank Schwebke

Der geheimnisvolle Patient

Rätselhafte Krankheitsfälle und wie sie aufgeklärt wurden

riva

Bibliografische Information der Deutschen Nationalbibliothek:
Die Deutsche Nationalbibliothek verzeichnet diese Publikation in der Deutschen Nationalbibliografie; detaillierte bibliografische Daten sind im Internet über http://d-nb.de abrufbar.

Für Fragen und Anregungen:
DergeheimnisvollePatient@rivaverlag.de

1. Auflage 2014

Nymphenburger Straße 86
D-80636 München
Tel.: 089 651285-0
Fax: 089 652096

Redaktion: Judith Mark, Freiburg
Umschlaggestaltung: Maria Wittek, München
Umschlagabbildung: Shutterstock
Satz: Georg Stadler, München
Druck: GGP Media GmbH, Pößneck
Printed in Germany

ISBN Print 978-3-86883-372-0
ISBN E-Book (PDF) 978-3-86413-484-5
ISBN E-Book (EPUB, Mobi) 978-3-86413-494-4

Weitere Informationen zum Verlag finden Sie unter

www.rivaverlag.de

Beachten Sie auch unsere weiteren Verlage unter
www.muenchner-verlagsgruppe.de

Gewidmet:

Meiner wunderbaren Schwester Britta, die mutig und unermüdlich für Tierschutz und Gerechtigkeit kämpft, und ihrem tollen Sechser-Team (zwei mit Fell, vier ohne);

meinen Berliner Freunden Anne, Dirk, Therese und Griffy, ohne die ich dieses Buch nie fertiggestellt hätte;

meiner Jazzgang Herbie und Gaby aus München, die mich immer wieder ermutigten, und Coco – in memoriam;

allen voran aber meiner schönen und klugen Lebensgefährtin Motte, diesem einzigartigen Mix aus Wuschelhündin und Karpatenbär, die die Hölle Rumäniens überlebte und mir mit ihrer Zärtlichkeit und Lebensfreude jeden Tag Mut macht und Kraft gibt.

Inhalt

Der Mann, der eine Frau war – und doch ein Mann blieb

Als der 66-jährige Chinese Huang Y. die Eingangshalle des Krankenhauses durchquert, folgen ihm neugierige und ungläubige Blicke. Denn der bärtige, durchaus stämmig und männlich wirkende ältere Herr ist gerade einmal 1,37 Meter groß. Die wartenden Patienten in der Ambulanz der Kwong-Wah-Klinik in Kowloon, Hongkong, drehen die Köpfe und tuscheln. Unbeeindruckt meldet sich Herr Huang in der Abteilung für innere Medizin an. Denn er kommt nicht etwa wegen seines Kleinwuchses ins Krankenhaus, sondern wegen quälender Magenkrämpfe. Heftige an- und abschwellende Schmerzen im Bauch plagen ihn seit Monaten. Außerdem hat sein Bauchumfang im vergangenen Jahr deutlich zugenommen, obwohl er nicht mehr isst oder trinkt als zuvor.

Tragische Babyjahre

Als das Ärzteteam um Prof. Dr. K. F. Lee den ungewöhnlichen Patienten sieht, ahnen die Mediziner bereits, dass hier eine Sensation auf sie wartet. Doch was steckt genau hinter dem auffälligen Aussehen und den aktuellen Beschwerden des Mannes? Bei der Schilderung seiner Vorgeschichte erklärt Herr Huang, dass er in Vietnam geboren und gleich nach der Geburt von seinen Eltern fortgegeben worden sei. Er sei dann als Waisenkind in China aufgewachsen. Genauere Details zu den Umständen seiner Geburt und der ersten Lebensjahre könne er deshalb nicht nennen. Er wisse auch nicht, ob er in seinen ersten Lebensjahren jemals genau von einem Arzt untersucht worden sei.

Plötzlicher Wachstumsstopp

Er erinnert sich aber genau daran, wie sein Längenwachstum bereits vor der Pubertät plötzlich stoppte: »Mit zehn Jahren habe ich einfach aufgehört zu wachsen – ohne irgendeinen äußeren Anlass«, meint er. Außerdem habe bei ihm die Pubertät bereits mit elf Jahren begonnen. Seine Libido, also seine Lust auf Sexualität, sei schon immer sehr gering gewesen.

Mann oder Frau?

Bereits die erste körperliche Untersuchung liefert starke Indizien dafür, dass der kleine Mann (der ja nur wegen Bauchschmerzen in die Klinik kam) eine medizinische Rarität darstellt. Der Penis von Herrn Huang ist extrem winzig, die Hoden fehlen völlig.

Seine Harnröhre endet an der Unterseite des verkümmerten Penis. Zögernd und schamhaft gibt der Patient zu, dass es des Öfteren zu spontanen Urinabgängen komme, die er nicht kontrollieren könne. Aufgrund dieser merkwürdigen körperlichen Befunde hegen die Ärzte einen Verdacht: Könnte es sein, dass es sich bei dem kleinen Mann um eine Frau handelt?

Auffällige Chromosomen

Die Mediziner untersuchen den Chromosomensatz des Patienten, auf dem die Gene als Träger der Erbinformation sitzen und die das Erbgut (Genom) speichern. Tatsächlich: Der »Mann« besitzt kein Y-Chromosom, das das männliche Geschlecht charakterisiert. Er ist also seinem Erbgut nach kein Mann. Allerdings besitzt er auch keine zwei X-Chromosomen – dies wäre der typische Chromosomensatz einer Frau. Stattdessen finden die Mediziner aus Hongkong nur ein einziges X-Chromosom. Herr Huang ist damit eine »genetisch unvollständige« Frau, die 66 Jahre lang als Mann lebte.

Nur der erste Teil des Diagnosepuzzles ...

Wenn sich im Genom einer Frau nur ein weibliches X-Chromosom findet, wie bei »Herrn« Huang, bezeichnet man dies als Turner-Syndrom. Mit dieser Diagnose lassen sich die körperlichen Auffälligkeiten erklären, die die Mediziner aus Hongkong bei ihrem Patienten festgestellt hatten. Turner-Patientinnen sind oft kleinwüchsig. Sie leiden häufig unter verschiedenen Fehlbildungen etwa der Ohrmuscheln, aber auch des Herzens, der Niere oder der Genitalien. Da ihre Eierstöcke verkümmert sind, bleiben die Turner-Frauen unfruchtbar.

Immer noch ein Rätsel

Trotz ihrer (richtigen) Diagnose stehen die Ärzte weiterhin vor einem Rätsel. Irgendetwas ist bei diesem Fall immer noch absolut unstimmig. Denn: Frauen mit nur einem X-Chromosom werden bei der Geburt als »weiblich« identifiziert. Wenn sie ab dem zwölften Lebensjahr Östrogene (weibliche Geschlechtshormone) einnehmen, führen sie ein weitgehend normales Frauenleben. Die Intelligenz liegt bei Turner-Patientinnen im Normbereich, ihre Lebenserwartung ist nicht geringer als die anderer Frauen. Warum verlief das Leben von Herrn Huang völlig anders? Den Ärzten ist klar: Das diagnostische Puzzle dieses spannenden Falles ist noch nicht vollständig zusammengesetzt.

Nebenniere gestört

Denn warum hat Herr Huang einen, wenn auch kleinen, Penis? Warum wuchs ihm ein stattlicher Bart? Bei ihrer diagnostischen Detektivarbeit setzen die Ärzte jetzt auf die Endokrinologie – den Teilbereich der inneren Medizin, der ein besonderes Augenmerk auf die Hormone richtet. Sie bestimmen bei Herrn Huang eine breite Palette von Hormonwerten. Und sie staunen nicht schlecht, als sie einen weiteren Gendefekt finden – diese Kombination von zwei genetischen Erkrankungen ist äußerst ungewöhnlich. Der Patient leidet offenbar unter einer erblichen Störung der Nebenniere, berichten die Ärzte um Professor Lee im *Hongkong Medical Journal*.

Chaos im Hormonhaushalt

Bei dieser Störung bildet die Nebenniere zu geringe Mengen des wichtigen Hormons Kortisol. Als Reaktion darauf werden die übergeordneten Hormonzentren Hypophyse (Hirnanhangsdrüse) und Hypothalamus (ein Abschnitt des Zwischenhirns) aktiv und stacheln die Nebenniere zu stärkerer Hormonproduktion an. Sie schütten vermehrt das Steuerungshormon ACTH aus, das die Nebenniere auf Hochtouren laufen lässt. Dadurch normalisiert sich zwar der zu niedrige Cortisolspiegel. Doch es gibt auch einen weiteren Effekt: Die ebenfalls in der Nebenniere gebildeten Androgene (männliche Geschlechtshormone), die zuvor normal waren, werden nun im Überfluss hergestellt und ins Blut abgegeben. Der Körper wird also, etwas vereinfacht, mit Männerhormonen und deren Vorstufen überflutet. Die Folge dieses sogenannten androgenitalen Syndroms (AGS) ist eine Virilisierung des Betroffenen. Bei ihm bilden sich also, unabhängig vom genetischen Geschlecht, deutliche männliche Geschlechtsmerkmale aus.

Aus der Klitoris wurde ein Penis

So also wuchs bei Herrn Huang aus einer Klitoris ein Mini-Penis. Seine Muskulatur und seine Körperform nahmen männliche Züge an, und sein Bart rundete das Bild eines »echten« Mannes ab. Seine Ärzte glauben, dass die übermäßige Produktion männlicher Hormone aufgrund des AGS bereits in der Schwangerschaft einsetzte. Deshalb wurde er bei der Geburt für ein männliches Baby gehalten. Die Klitoris wurde schon vor der Pubertät durch den Androgenüberschuss so groß, dass nie Zweifel an der Geschlechtsidentität des »Mannes« auftraten. Lediglich die Auffälligkeiten etwa beim Wasserlassen hätten eventuell Anlass für eine detailliertere Untersuchung geben können. Doch darauf war Herr Huang offenbar gar nicht erpicht, denn er war ja trotz solcher kleiner Unannehmlichkeiten mit seinem Leben zufrieden.

Eierstöcke mit Anhang

Wenn nur die Bauchkrämpfe nicht wären! Denn erst, als die spannende Diagnosetüftelei zu einem logischen Ergebnis gekommen ist, widmen sich die Mediziner dem eigentlichen Anliegen ihres Patienten: Woher kommt der quälende Bauchschmerz, und wie kann man ihn behandeln? Eine Computertomografie des Bauchraumes löst bei den Ärzten erneut ungläubiges Staunen aus. Sie sehen ein fast fußballgroßes Gebilde im Unterbauch von Herrn Huang, das dort eindeutig nicht hingehört – weder bei einem Mann noch bei einer Frau. Nach einer sorgfältigen Operationsvorbereitung einschließlich Hormongaben, die den ungewöhnlichen Patienten vor erhöhten Operationsrisiken schützen sollen, schneiden die Chirurgen den Bauch auf und können kaum glauben, was sie zu sehen bekommen. Bei dem riesigen Tumor handelt es sich um ... Eierstöcke! An den Eierstöcken hatte sich eine große Zyste gebildet, ein flüssigkeitsgefüllter Hohlraum. Diese Eierstockzyste hatte offenbar die Bauchkrämpfe ausgelöst. Die Chirurgen entfernen die Eierstöcke und lassen sie feingeweblich untersuchen. An der Eierstockwucherung finden sie ein merkwürdiges kleines Anhängsel. Die histologische Untersuchung zeigt: Es handelt sich um eine verkümmerte Gebärmutter.

Bei den Nachuntersuchungen ist der Patient beschwerdefrei. Die Schmerzen sind verschwunden, der Bauchumfang hat sich normalisiert. Theoretisch könnte Herr Huang Y. sich entscheiden, durch eine Operation und Hormongaben eine Frau zu werden. Doch er denkt nicht daran: »Ich habe 66 Jahre als Mann gelebt, und das will ich auch weiterhin!«

Die Angst im Nacken

Marianne S. gilt als fleißig, freundlich, sorgfältig und äußerst korrekt. Vielleicht ist sie manchmal etwas umständlich und wirkt emotional verschlossen. Die Kollegen im Jobcenter Berlin-Neukölln kommen jedoch gut mit der unauffälligen 57-Jährigen aus. Niemand von ihnen pflegt aber außerhalb der Arbeit Kontakt zu ihr oder ist gar mit ihr befreundet. Die Kollegen ahnen nicht, unter welch schweren Schmerzen Marianne S. seit Jahren leidet – und dass sie gerade in eine bedrohliche Krise rutscht.

Als Marianne S. im April 2013 eine Praxis für Psychotherapie und Psychoanalyse aufsucht, könnte die Dokumentation ihrer Schmerzgeschichte bereits einen Ordner füllen.

Bandscheiben? Okay

Es begann mit einem leichten, dumpfen, aber stetigen Schmerz im Nacken. Er breitete sich allmählich über die Brust- bis zur Lendenwirbelsäule aus. Ein Orthopäde untersuchte bereits vor acht Jahren erstmals die Wirbelsäule manuell und röntgte sie. Die Ergebnisse zeigten, dass keine Veränderungen am Rückgrat von Marianne S. die Beschwerden erklären konnten. Es fand sich weder eine Vorwölbung (Prolaps) noch ein Vorfall der Bandscheiben. Diese Zwischenwirbelscheiben mit einem gallertigen Kern liegen wie Stoßdämpfer zwischen den einzelnen Wirbelkörpern der Wirbelsäule. Sie halten das Rückgrat elastisch und federn die Wirbelsäule gegen Druck und Stöße ab.

Wenn die Bandscheiben sich – oft unter Dauerdruck oder chronischer Fehlbelastung – vorwölben, nennen Mediziner dies Bandscheibenprolaps. Durchbricht der innere Gallertkern den äußeren Faserring und quillt heraus, spricht man vom Bandscheibenvorfall. In beiden Fällen kann das Bandscheibengewebe auf die Nerven drücken, die aus knöchernen Nervenaustrittslöchern der Wirbelsäule nach außen verlaufen. Diese Situation gehört zu den häufigsten

Ursachen (akuter oder chronischer) Rückenschmerzen. Doch beides konnte der Orthopäde bei Marianne S. damals ausschließen. Auch Nachuntersuchungen im Laufe mehrerer Jahre kamen zum selben Ergebnis.

»HWS-Syndrom« ...?

Da Marianne S. seit Jahren in immer gleicher Haltung und auf demselben ausgeleierten Schreibtischstuhl am Computer arbeitet, lag als zweite Möglichkeit nahe, dass chronische Muskelverspannungen und ihre Folgen hinter den Beschwerden stecken könnten. Dabei baut sich ein Teufelskreis auf: Durch die monotone und kontinuierliche Muskelverspannung werden Schmerzen ausgelöst und Entzündungsbotenstoffe freigesetzt. Diese heizen den Schmerz weiter an, was die Ausschüttung von Entzündungsstoffen ankurbelt, und durch den Schmerz verkrampfen sich die Muskeln immer stärker. Rückenspezialisten nennen dies Wirbelsäulensyndrom, am Hals sprechen sie vom Halswirbelsäulensyndrom (HWS-Syndrom).

Die Therapie half – kurz

Bei der Behandlung muss vordringlich der Schmerz gedämpft und die Muskelverspannung gelöst werden. So lief es auch bei Marianne S. Sie bekam Schmerzmittel (Analgetika), sogenannte nichtsteroidale Antirheumatika (NSAR) gegen Schmerzen und Entzündungen. Zusätzlich verordnete der Arzt ihr Physiotherapie und Rückentraining. Das half auch wunderbar – zwei Monate lang. Dann kehrten die Schmerzen zurück, schlimmer denn je. Zusätzlich klagte Marianne S. jetzt über Magenkrämpfe und Dauerkopfschmerz. Der Orthopäde war verunsichert. Warum schlug die klassische Behandlungsstrategie nicht an? Woher kamen die zusätzlichen Kopfschmerzen? Es musste noch etwas anderes hinter den Beschwerden stecken und den Erfolg der Schmerztherapie blockieren. Jetzt war ein psychosomatisch erfahrener Arzt gefragt.

Unerwartete Wendung

Marianne S. ist zunächst nicht begeistert von einer psychosomatischen Behandlung. Sie fühlt sich in ihrem so realen und quälenden Schmerz nicht ernst genommen und »in die Psychoecke gedrängt«. Deshalb bringt sie zum ersten Gespräch in der psychotherapeutischen Praxis auch die Schmerzmittel mit, die sie zu jener Zeit einnimmt – sozusagen als Beleg für die Ernsthaftigkeit ihrer Erkrankung. Sie schüttet die Arzneimittelpackungen auf den Tisch. Da türmen sich Analgetika, Antirheumatika, krampflösende Spasmolytika zu einem beeindruckenden Berg. »Das alles brauche ich, um meine Schmerzen im Griff zu behalten«, konstatiert sie resigniert. »Und«, fragt der Therapeut, »halten Sie den Schmerz damit im Zaum?« »Nein, aber … was soll ich denn tun?« Zur Überraschung der Patientin nimmt das Gespräch eine unerwartete Wendung.

Ein Käfig aus Angst

Dem Psychotherapeuten fällt auf, dass Marianne S. gebeugt geht, ihren Kopf zwischen die Schultern zieht; als wolle sie eine stetige Gefahr abwenden, immer auf der Hut sein. Statt über Hals, Rücken, Schmerz, Medikamente zu reden, schneidet der Arzt das Thema Lebensangst an, berichtet Dr. med. Norbert Panitz, Facharzt für Psychosomatische Medizin und Psychotherapie, Psychoanalyse, Berlin. Nach einigen Therapiestunden öffnet sich Marianne S., als sei ein Damm gebrochen, und erzählt: Seit ihrer Kindheit bei einer lieblosen Mutter und einem strengen Vater wurde sie auf Leistung gedrillt. Nur wenn man perfekt ist, wird man (eventuell) geliebt, lautete das Motto. Sie brachte hervorragende Schulnoten nach Hause, studierte … und wurde Hausfrau, als sie ihren Mann kennenlernte. Der erwies sich schon bald als kalt, fordernd. Nur als perfekte Ehe- und Hausfrau wurde sie einigermaßen gut behandelt, auch wenn er manchmal »ausrastete«, wie sie es nannte. »Die Ehe war ein einziger Krampf«, sagt Marianne S. spontan – und muss sogar etwas lächeln über die Erkenntnis, die ihr da eben herausgerutscht ist. Als ihr Mann arbeitslos wurde, nahm sie den Job im Jobcenter an – auch hier darauf erpicht, bloß keinen Fehler zu machen. »Ich stehe ständig unter Hochspannung«, meint sie, »aber ich tarne es vor den Kollegen gut. Tatsächlich lebe ich in einem Käfig aus Angst.«

Dauernd unter Spannung

Langsam kristallisiert sich heraus, woher die schmerzhafte Dauerspannung kommt, gegen die keine Schmerzmittel und Spasmolytika helfen. Als ihr Mann sie verließ, war Marianne S. auch noch auf jeden Cent ihres Jobs angewiesen; gleichzeitig lebte sie als Mittfünfzigerin in ständiger Sorge, unter einem Vorwand durch eine Jüngere ersetzt zu werden. Da in dieser Situation die Nacken- und Rückenschmerzen immer stärker wurden, erhöhte sie eigenmächtig die Dosis der Schmerzmittel. Offenbar reagierten darauf die Hirngefäße mit einer Erweiterung und die Magenschleimhaut mit einer Entzündung. Magenkrämpfe und Dauerkopfschmerz setzten ein. Gegen die Kopfschmerzen nahm Marianne S. weitere Schmerzmittel – so sieht der Beginn einer Schmerzmittelabhängigkeit aus.

Schritte aus dem Labyrinth

Therapeutisch gilt es jetzt, in vielen kleinen, fein abgestimmten Schritten aus dem Labyrinth aus Angst und Schmerz zu entkommen, das Marianne S. sich über Jahre selbst gebaut hat. Die Schmerzmittel werden stufenweise auf ein Minimum verringert. Und, obwohl sie auch jetzt Angst vor unerträglichen Schmerzen hat, macht Marianne S. die positive Erfahrung, dass der befürchtete Höllenschmerz ausbleibt. Im Gegenteil. Der Schmerzmittelkopfschmerz verschwindet fast sofort. Physiotherapie und aktives Rückentraining helfen ihr, neben den Analgetika auch die NSAR bis auf eine Minidosis zu reduzieren. Die eigentliche Wurzel des Übels, die biografisch tief verwurzelte Lebensangst, wird in einer tiefenpsychologisch fundierten Psychotherapie genau analysiert und allmählich abgebaut. Noch ist die Psychotherapie nicht abgeschlossen. Aber Marianne S. lebt fast schmerzfrei, weitgehend ohne Medikamente. Und sie verlässt Schritt für Schritt den Angstkäfig, in dem sie so viele Jahre gefangen war.

Die Blutspur, die zur Wahrheit führte

Unruhig dreht Concetta M. sich auf dem abendlichen Heimweg um, denn sie hat Schritte hinter sich gehört. Die 17-Jährige läuft vom kleinen Restaurant ihrer Eltern nach Hause. Zehn Uhr abends, die Hauptstraße des kleinen Ortes in Ecuador ist nur schwach beleuchtet. Wieder ein Geräusch hinter ihr. Concetta hat Angst. Doch noch ahnt sie nicht, dass dieser Abend ihr ganzes Leben verändern wird. Sie geht schneller, stolpert. Noch immer ist hinter ihr niemand zu sehen. Plötzlich packt ein Schatten ihre Schulter, wirft sie zu Boden, reißt ihr die Handtasche weg. Concetta wehrt sich, kratzt den Angreifer. Der brutale Räuber macht einen Schritt nach hinten, schießt der jungen Frau kaltblütig mit einem Schrotgewehr in den Bauch. Concetta liegt am Boden, blutet ...

Chirurgen retten ihr Leben ...

Als sie wieder zu sich kommt, findet sie sich in einem Krankenbett wieder. Die verängstigten Anwohner hatten gewartet, bis vom Angreifer nichts mehr zu sehen war, und dann Polizei und Rettungswagen alarmiert. Die Notärzte operieren die junge Frau sofort. In letzter Minute: Concettas Magen ist zerfetzt, wenig später wäre ihr Leben nicht mehr zu retten gewesen. Es gelingt den Chirurgen, den Magen zu nähen, die Blutungen aus mehreren großen Gefäßen zu stoppen und die immense Schusswunde so zu versorgen, dass sie heilt.

Doch noch viele Monate später leidet Concetta unter Angstattacken und Albträumen, zieht sich zurück und gilt als schüchtern und in sich gekehrt.

... doch der Schmerz verschwindet nie

Vier Jahre später. Concetta lebt inzwischen mit ihren Eltern im spanischen Barcelona. Vater und Mutter haben dort eine kleine Bar eröffnet, in der Concetta mitarbeitet. Die junge Ecuadorianerin erhofft sich von den Ärzten in Spanien Hilfe. Sie hofft, dass es ihnen endlich gelingen wird, die Ursache ihrer stetig wiederkehrenden Schmerzen im Bauch zu finden und zu beseitigen. Seit dem Überfall ist Concetta nie mehr richtig gesund geworden. Mindestens einmal am Tag wird sie von schrecklichen Bauchkrämpfen geschüttelt, für die die Mediziner in ihrem Heimatland keine Erklärung fanden. Sie verordneten der jungen Frau Schmerzmittel – ohne Erfolg.

Makabre Ärzte-Odyssee

Auch in Barcelona hatte Concetta bereits mehrmals ein Krankenhaus aufgesucht. Dort hatten die Ärzte ihr den Appendix (Blinddarm), danach die Gallenblase entfernt. Sie machten irrtümlich zunächst eine Blinddarmentzündung, dann Gallensteine für die Krämpfe verantwortlich. Aber auch wiederholtes Bauchaufschneiden half nicht: Die Bauchkrämpfe bleiben. Die junge Frau schluckte tapfer Fehldiagnosen und unnötige Operationen ... und verzweifelt allmählich.

In dieser Situation kommt die inzwischen 21-Jährige im Jahr 2003 in die Universitätsklinik Vall d´Hebron in Barcelona, wo sie von dem Internisten Dr. Albert Selva-O'Callaghan behandelt wird. Concetta fällt ihm als außergewöhnlich schüchterne junge Frau auf, die sich im Gespräch nur schwer öffnet und von den Schmerzen und schlechten Klinikerfahrungen der letzten Jahre sichtlich gezeichnet ist. In Barcelona beginnen die Ärzte eine sorgfältige Detektivarbeit, um der mysteriösen Ursache der täglichen Bauchkrämpfe und Schmerzen endlich auf die Spur zu kommen.

Verdacht: eingestülpter Darm

Zunächst untersuchen noch einmal die Chirurgen des Krankenhauses die junge Ecuadorianerin. Da sie eine krankhafte Einstülpung des Darms vermuten, öffnen sie den Bauch, um die Verdachtsdiagnose operativ zu bestätigen. Eine derartige Einstülpung eines Darmabschnitts in einen anderen bezeichnen Mediziner als Invagination. Sie kann zu schweren Durchblutungsstörungen der Darmwand und gefährlichen Komplikationen bis hin zum lebensbedrohlichen Darmverschluss führen. Concettas Symptome hätten durchaus für eine Invagination sprechen können, zumal einige andere Möglichkeiten ja bereits ausgeschlossen worden waren.

Merkwürdige Fremdkörper

Doch erneut Fehlanzeige: Es steckt keine Darminvagination hinter Concettas Beschwerden. Etwas anderes aber fällt auf: Die Internisten um Dr. Selva-O´Callaghan sehen beim erneuten Bauchröntgen diesmal deutlich einige Fremdkörper, die dort nichts zu suchen haben. Erst jetzt berichtet die verschlossene Patientin auch von dem Überfall. Mit dem Wissen um diese medizinische Vorgeschichte kommt den Ärzten die Idee, dass es sich bei den merkwürdigen Fremdkörpern im Bauch um Schrotkugeln handeln könnte, die nach der damaligen Notoperation dort verblieben sind.

Schrot allein kann´s nicht sein

Allerdings: Auch wenn es sich tatsächlich um Schrotkugeln handeln sollte, erklärt dies weder Concettas Dauerschmerz noch die täglichen Krämpfe. Denn der Körper kapselt derartige »Eindringlinge« normalerweise ab und neutralisiert sie auf diese Weise. So zieht das Team aus Chirurgen und Internisten der Klinik eine weitere mögliche Erklärung in Betracht. Es kommt vor, dass das Gewebe nach Operationen im Bauchraum nicht reibungslos verheilt, sondern teilweise verklebt. Mediziner nennen diese Verwachsungen Adhäsionen. Doch die Chirurgen haben im offenen Bauchraum keine Adhäsionen gesehen – auch diese Diagnose fällt damit flach.

Blei im Blut

Erst Laboruntersuchungen von Blut und Urin, nach der Entdeckung der vermutlichen Schrotkugeln unter diesem Gesichtspunkt erneut unter die Lupe genommen, geben den entscheidenden Hinweis. Im Blut finden sich deutlich zu wenig rote Blutkörperchen (Erythrozyten). Dafür kommen Dutzende von Ursachen infrage – unter anderem Vergiftungen mit Schwermetallen wie Blei. Gleichzeitig findet sich im Urin eine auffällig hohe Konzentration der sogenannten Delta-Aminolävulinsäure. Diese Substanz aus der Familie der Ketocarbonsäuren ist typischerweise bei einer Bleivergiftung erhöht. Jetzt fehlt nur noch der letzte Puzzlestein – und er passt: Die Bleikonzentration im Blut von Concetta ist um das Zehnfache erhöht.

Die Therapie: »Krebsscheren« plus Skalpell

Damit steht die Diagnose fest. Die junge Frau leidet unter einer chronischen Bleivergiftung. Offenbar hatten nach dem Überfall die Schrotkugeln, optisch im hinteren Bauchraum gut getarnt und daher so lange unentdeckt, über Jahre das giftige Schwermetall in den Körper abgegeben. Bauchkrämpfe gehören zu den charakteristischen Symptomen einer Bleivergiftung. Die therapeutischen Konsequenzen in Concettas Fall sind nun relativ simpel. Einerseits muss das im Blut bereits gelöste Blei rasch aus dem Körper entfernt werden. Dazu bekommt die Patientin über eine Infusion einen sogenannten Chelatbildner. Chelate sind Substanzen, die Blei und andere Schwermetalle durch ihre biochemische Struktur »wie ein Krebs mit seinen Scheren« in die Zange nehmen und festklemmen können. Der Komplex aus beiden wird dann über die Nieren ausgeschieden. Im zweiten Therapieschritt eröffnen die Chirurgen Concettas hinteren Bauchraum und fischen insgesamt acht bleierne Schrotkugeln mit einem Durchmesser von jeweils etwa einem halben Zentimeter heraus.

Bald danach ist Concetta beschwerdefrei und bleibt es auch. Sie ist allerdings durch ihren Irrweg durch die Krankenhäuser stark verunsichert, berichtet Dr. Albert Selva-O´Callaghan. Den Kontakt zu ihm als ärztlichem Ansprechpartner hält sie bis heute aufrecht, um sicherzugehen, dass nicht doch noch merkwürdige medizinische Schicksalsschläge auf sie zukommen.

Doppelt in die Röhre geguckt

Der kleine Mark ist riesig stolz. Nach dem Kindergarten hat der Vierjährige ein Kunststück eingeübt, mit dem er abends seinen Papa überraschen will. Die Familie sitzt beim Abendessen, dann hat Mark seinen Auftritt: Er hält eine Weintraube vor den Mund, spitzt seine Lippen und saugt die Traube mit seinem Atem ein – verschwunden ist sie, weggezaubert. Der Vater ist natürlich begeistert von den Zauberfähigkeiten seines kleinen Filius, und Mark findet kein Ende. Er muss seinen Trick noch mal vorführen, und noch mal, und … die Weintraube bleibt in seinen Atemwegen hängen. Der Kleine keucht, schnappt nach Luft. Er kann den weichen Fremdkörper nicht hinunterschlucken, aber auch nicht wieder ausspucken. Die Traube hängt fest. Marks Eltern wollen das verschluckte Hindernis mit Wasser weiterspülen, doch ein Glas Wasser hilft nicht. Der Kleine läuft rot an, die Eltern klopfen ihm verzweifelt auf den Rücken, ohne Erfolg. Doch plötzlich hat sich die Traube von allein losgerissen und ist im Magen verschwunden. Die Eltern wundern sich zwar, wo die verdammte Weintraube so lange festhing. Aber erst einmal sind sie erleichtert, dass Mark die Traube offenbar doch verschluckt hat und wieder Luft bekommt. Alle drei vergessen den Vorfall.

Die Traube sitzt fest

Am nächsten Tag geht Mark wie immer fröhlich in den Kindergarten und wirkt kerngesund. Gegen Mittag klingelt das Handy der Mutter. Die Erzieherin berichtet besorgt, der sonst so muntere Mark habe den ganzen Tag über immer wieder gespuckt und gewürgt, als ob ihm irgendetwas im Hals stecke. Er habe auch nichts gegessen und getrunken. Die Mutter holt den Kleinen ab und fährt mit ihm vom Kindergarten sofort in die Kinderklinik. Der Kinderarzt spiegelt mit dem Endoskop, einem biegsamen Schlauch mit einer Optik, die Speiseröhre des kleinen Jungen und macht eine verblüffende Entdeckung. Die Weintraube vom vorigen Abend, die die Eltern längst verschluckt und verdaut glaubten, sitzt unverändert und unbewegt in der Speiseröhre fest. Mehr als 20 Stunden, nachdem der Junge sie einsaugte und die anschließende Atemnotattacke bekam, verschließt die Traube immer noch den Ösophagus, wie Mediziner die Speiseröhre nennen. Kein Wunder, dass Mark im Kindergarten nichts essen und trinken konnte. Sein Ösophagus war dicht. Der sorgfältig inspizierende Pädiater schiebt das Endoskop zur Engstelle der Speiseröhre, wo der Fremdkörper festsitzt, und fischt die unselige Traube mit einer Art Pinzette heraus. Mark kann wieder frei atmen, am Abend isst und trinkt er unbeeinträchtigt wie immer.

Unerklärliches Quengeln

Einige Wochen später beginnt der bisher so unkomplizierte Mark, bei den Mahlzeiten immer häufiger zu quengeln. Bisher war Bratwurst sein erklärtes Leibgericht, deshalb brachte die Mutter mindestens einmal pro Woche die fettige Brutzelwurst auf den Tisch. Doch auf einmal mag Mark keine Bratwurst mehr essen. Wenn überhaupt, dann muss bei der Wurst vorher die Haut abgepellt werden. Ab sofort will er am liebsten überhaupt kein Fleisch mehr zu sich nehmen. Die Mutter wundert sich über das unerwartete Vegetariertum ihres Kleinen, hält die Anti-Fleisch-Marotte aber für eine entwicklungsbedingte »Trotzkopf«-Phase und kocht eben mehr Gemüse. Aber richtig mit Appetit isst Mark auch das nicht, wenn es nach ihm ginge, würde er eine längere Nulldiät einlegen. Die Schale der Äpfel will er nicht mehr essen, dieses Obst akzeptiert er nur noch geschält.

Die Botschaft der langen Hälse

Bald darauf ist es wieder die aufmerksame Erzieherin, die der Mutter einige seltsame Beobachtungen schildert. Im Kindergarten malen die Kleinen häufig ihre Eltern, ihre Geschwister oder die Großeltern. Mark ist ein begeisterter Künstler der Buntstifte, doch seine Bilder zeigen etwas Auffälliges: Er zeichnet die Personen immer mit ganz langen Hälsen, seine Bilder ähneln ein wenig Alberto Giacomettis überdehnten Figuren. Das ist für Kinderzeichnungen sehr ungewöhnlich, findet die Erzieherin, denn Drei- bis Vierjährige malen meist Kopf und Bauch mit Beinen drunter. Schickt Mark damit unbewusst ein Signal? Spielt der Hals bei ihm aus unbekannten Gründen eine Schlüsselrolle?

Jeder Biss fällt schwer

Die Mutter nimmt die Beobachtungen und die Deutung der erfahrenen Erzieherin sehr ernst und beobachtet ihren kleinen Sohn ab jetzt noch genauer. Es ist ganz offensichtlich, dass ihm beim Essen jeder einzelne Bissen und noch mehr das Schlucken große Mühe bereitet. Noch einmal sucht seine Mutter mit ihm den Hals-Nasen-Ohren-Arzt auf. Der spiegelt den Mund- und Rachenraum und sieht sich mit einer Laryngoskopie auch den Kehlkopf an, doch er kann keinerlei Auffälligkeiten erkennen. Er empfiehlt der Mutter ein Speiseröhrenröntgen bei einem diagnostischen Spezialisten. Bis zum Röntgentermin vergehen noch ein paar Wochen. Marks Probleme beim Essen werden in diesem Zeitraum immer schlimmer.

Ein enttäuschend normales Röntgenbild

Er verschluckt sich jetzt immer öfter, sogar an weichen Nahrungsmitteln wie Melonen oder gekochten Möhren. Die Eltern hoffen inständig, dass die Ärzte beim Röntgen der Speiseröhre endlich eine Erklärung finden. Doch sie werden enttäuscht. Die Kontrastmittelaufnahme von vorne zeigt eine völlig normal aussehende Speiseröhre, die beim Schluckakt eigentlich keinen ungewöhnlichen Widerstand bieten dürfte.

Seltsam flache Luftröhre

Dann spitzt sich die Lage noch einmal zu: Im Kindergarten gibt es Erbsen zum Mittagessen. Mark verschluckt sich wieder, er kann nicht mehr schlucken, und er ringt verzweifelt nach Luft. Die Mutter bringt ihn sofort in die Klinik, wo ein anderer Spezialist den Jungen erneut untersucht. Diesmal wird sowohl die Speiseröhre, der Ösophagus, als auch die Luftröhre (Trachea) gespiegelt. Und diesmal stößt der Arzt endlich auf gleich zwei auffällige Veränderungen. Marks Luftröhre hat nicht die typische Form mit einer flachen und einer ringförmigen Seite. Sie ist vielmehr ganz flach gebaut, eine seltsame und vermutlich seit der Geburt bestehende Anomalie.

Zwei Raritäten zugleich

Die Spiegelung der Speiseröhre zeigt diesmal einen alarmierenden Befund. Der Ösophagus ist stark entzündet. Das Entzündungsareal sitzt genau dort, wo die Erbse vorher festsaß. Beide Ergebnisse der Spiegelungen, die Luftröhreneinengung und die Speiseröhrenentzündung, sind bei einem Kind in diesem Alter ohnehin eine Seltenheit. Dass aber beide Raritäten gleichzeitig auftreten, kann einfach kein Zufall sein, so der behandelnde Kinderarzt in *Abenteuer Diagnose*. Die beiden Auffälligkeiten müssen irgendwie zusammenhängen. Die Kinderärzte in der Klinik wollen deshalb mit einer Kernspintomografie des Brustkorbs die Hintergründe aufdecken. Doch enttäuschenderweise kann der Radiologe keine klare Diagnose stellen. Es sieht so aus, als ob irgendetwas Marks Luft- und Speiseröhre zusammendrückt. Doch radiologisch lässt sich dieses Bild nicht klar einer Erkrankung oder Diagnose zuordnen. Die MRT hat die Mediziner also auch nicht weitergebracht. Sie befürchten hinter der rätselhaften Verengung einen Tumor und schicken Mark zum Kinderchirurgen. Er soll eine Gewebeprobe aus dem verdächtigen Bezirk im Brustkorb herausstanzen, um den Krebsverdacht hoffentlich zu widerlegen.

Intuition: Kopf runter!

Der Kinderchirurg deckt dann Schritt für Schritt tatsächlich auf, was hinter der deformierten Luftröhre und den Schluckproblemen des kleinen Mark steckt. Doch nicht durch eine Gewebeprobe. Stattdessen kommt er durch seine feine ärztliche Intuition dem Rätsel langsam auf die Spur. Der erfahrene Mediziner will vor einer Biopsie die mysteriöse Veränderung im Computertomogramm noch einmal überprüfen. Und hat plötzlich eine zündende Idee: Er hängt Marks Kopf bei der Röntgenuntersuchung nach unten, kippt den Kleinen also kurz in Kopftieflage.

Parallelstraße im Hals

So kann das CT-Kontrastmittel nicht nur »nach unten« fließen, sondern ein wenig des Kontrastmittels läuft auch wieder rückwärts in die Speiseröhre. Und plötzlich ist auf dem Monitor etwas Aufregendes zu sehen: Das Kontrastmittel bahnt sich seinen Weg einmal gerade herunter in Richtung Ende des Speiseröhre, dann fließt es wie durch eine kleine Parallelstraße wieder nach oben. Darüber hinaus ist neben der Verengung der Speiseröhre noch eine zweite, normalerweise nicht vorhandene Öffnung zu erkennen. Was ist das?

Blick in den Rückspiegel

Der Kinderchirurg bleibt jetzt wie ein Spürhund auf dieser spannenden diagnostischen Fährte. Er setzt noch am selben Tag eine erneute Endoskopie von Marks Speiseröhre an. Und wieder hat der Arzt eine kreative Eingebung: Er biegt den flexiblen Endoskopieschlauch zu einer Schlaufe. Auf diese Weise kann er »rückwärts«, also vom Magen nach oben, in die Speiseröhre blicken. Und er sieht etwas extrem Ungewöhnliches: Sozusagen im Rückspiegel entdeckt er bei der Ösophagoskopie eine zweite Speiseröhre.

Blinder Doppelgänger

Mediziner sprechen bei dieser seltenen Anomalie von einer Ösophagusduplikatur. Die Anlage dazu reicht bis in die Zeit der frühen Organentwicklung im Mutterleib zurück. Bereits in der Embryonalphase bildet sich bei Menschen mit einem Speiseröhren-Doppelgänger ein zweiter, zusätzlicher Ösophagus. Diese Zusatzröhre endet oben »blind«, also ohne Öffnung, und mündet weiter unten in ihre Geschwister-Speiseröhre. Bei Mark hat sich eine derart große Duplikatur gebildet, dass die blinde Parallelröhre den normalen Ösophagus und die Luftröhre einengt. Dies führt schon außerhalb der Mahlzeiten zu beeinträchtigter Atmung; wenn auch nicht so deutlich, dass dies der Mutter aufgefallen wäre. Bleibt aber ein Fremdkörper in der Halsengstelle stecken, treten natürlich Schluckbeschwerden und Luftnot auf - wie bei Mark ja anschaulich zu beobachten war.

Aus zwei mach eine

Der Hamburger Kinderchirurg plant präzise die optimale Operation. Er entschließt sich, die beiden engen Speiseröhren zu einem einzigen normal weiten Ösophagus zusammenzunähen und damit gleichzeitig den Druck von der eingeengten Luftröhre zu nehmen. Der Eingriff gelingt ohne Komplikationen und verläuft so erfolgreich, dass der Junge schon bald nach Hause entlassen werden kann. Probleme beim Schlucken kennt Mark seitdem nicht mehr. Er isst mit großem Appetit - am liebsten Bratwurst, sein wiederentdecktes Leibgericht.

Wie kam der goldbraune Ring ins Auge?

Die junge Engländerin Amy M. ist bis zu ihrem 15. Lebensjahr kerngesund. Dann beginnt ein langsamer, ebenso unerklärlicher wie scheinbar unaufhaltsamer körperlicher Verfall. Zuerst sind es ihre Hände, die ihr zunehmend Sorge machen. Sie zittern immer häufiger. Freunde beginnen, Witze über ihren vermeintlich übermäßigen Alkoholkonsum zu machen ... obwohl Amy kaum Alkohol trinkt. Manchmal verfärben sich die Hände: Sie werden völlig unberechenbar weiß oder rot, dann wieder heiß und kalt – unabhängig von der Außentemperatur.

Die Arme heben sich wie ferngesteuert

Und die mysteriösen Symptome werden immer auffälliger und befallen immer neue Bereiche des Körpers. Die junge Frau kann ihre Arme und Beine nicht mehr vollständig unter Kontrolle halten. Manchmal macht sich ein Arm selbstständig und hebt sich wie ferngesteuert von allein in die Luft. Auch Amys Sprache wird immer undeutlicher, sie kann sich kaum noch klar und verständlich artikulieren. Und sie fühlt sich oft wie eine alte Frau: Sie läuft zunehmend mit langsamen, schwerfälligen Bewegungen. Ihre Gedanken kann sie nur schwer ordnen, auch sich zu konzentrieren fällt ihr sehr schwer.

Aber aus unerklärlichen Gründen kann sie sich jahrelang nicht dazu durchringen, mit diesen schwerwiegenden Problemen zum Arzt zu gehen. Drei Jahre lang ringt sie mit sich, bis sie endlich Mut fasst und einem Mediziner ihr Leiden schildert.

Arme Schluckerin

Der ist alarmiert und schickt sie in die Neurologische Abteilung des University College London. Bei der Aufnahmeuntersuchung durch das Ärzteteam um Dr. Anette Schrag und Jonathan M. Schott geht es der jungen Patientin schlechter als je zuvor. Ihre Arme und Beine zittern bei der neurologischen Befunderhebung nicht nur, sie sind auch auf merkwürdig starre Weise verkrampft. Seit wenigen Tagen sind erstmals auch in ihrer Schlundmuskulatur Krämpfe aufgetreten, sodass Amy M. kaum noch schlucken kann.

Diagnostischer Glücksfall

Diese neurologischen und muskulären Auffälligkeiten könnten eine Vielzahl möglicher Ursachen haben. Doch die Neurologen erleben einen seltenen Glücksfall der Medizin: Als sie der jungen Frau in die Augen sehen, ist die seltene Diagnose auf einen Schlag klar. Denn die blaue Iris der Patientin ist von einem goldbraunen Ring umgeben. Spezialisten erkennen in diesem ganz klassischen und richtungsweisenden Indiz das Anzeichen eines seltenen Erbleidens. Dieser Ring im Auge, medizinisch mit dem komplizierten Begriff »Kayser-Fleischer-Kornealring« bezeichnet, ist typisch für die Krankheit Morbus Wilson.

Kupfer vergiftet Leber und Hirn

Bei dieser Erbkrankheit ist, ausgelöst durch eine Genmutation des »Wilson-Gens« auf Chromosom 13, der Kupferstoffwechsel im Körper tief greifend gestört. Das mit der Nahrung aufgenommene Kupfer wird nicht mehr in der Leber an Transporteiweiße gekoppelt und über die Galle ausgeschieden. Stattdessen bleibt das Kupfer im Organismus. Der Körper wird nach und nach mit Kupfer überflutet. Mit fatalen Folgen: Das giftige Schwermetall reichert sich in verschiedenen Organen an, speziell der Leber und dem Gehirn. Doch auch Herz oder Niere können bei einem Morbus Wilson allmählich zur Schwermetalldeponie werden. Außerdem lagert sich Kupfer in einigen Fällen auch im Auge an und bildet den geschilderten goldbraunen Ring um die Iris herum – das war Amys Glück.

Diagnostisches Chamäleon

Denn diese seltene Erbkrankheit wird oft nicht korrekt diagnostiziert – oder erst in einem Stadium, in dem schon irreversible Schäden an Leber oder Gehirn aufgetreten sind. Dies liegt zum einen daran, dass dieses Leiden so selten ist, dass es oft gar nicht erst in die diagnostischen Überlegungen einbezogen wird. Zum anderen gilt ein Morbus Wilson auch als diagnostisches Chamäleon, das die diagnostizierenden Ärzte durch seltsame (oder fehlende) Symptome in die Irre führt. Viele Beschwerden wie etwa Lebersymptome treten bei den Betroffenen in ganz unterschiedlichem Ausmaß auf. Bei manchen Patienten löst das Kupfer eine galoppierende, potenziell lebensgefährliche Leberentzündung aus, bei anderen wirkt die Leber lange kerngesund. Bei manchen Patienten zeigen sich früh Anzeichen neurologischer Ausfälle, bedingt durch Kupferspeicher im Gehirn; bei anderen tauchen neurologische Warnzeichen erst extrem spät auf. Sogar der Kornealring, der in Amys Augen so deutlich leuchtete, kann fehlen. Dann wird die Diagnose schwierig. Doch in Amys Fall sind die Ärzte rasch auf der richtigen Spur.

Die entscheidende Frage: Wie geht´s dem Kopf?

Die Kupferspeicher-Krankheit lässt sich mit einigen Labortests nachweisen. Das freie Kupfer im Blut ist erhöht. Die Konzentration des Eiweißstoffes (Coeruloplasmin), der das Kupfer durch den Körper transportiert, ist hingegen zu niedrig. Doch die wirklich entscheidende Frage lautet angesichts von Amys neurologischen Ausfällen: Ist ihr Gehirn im Laufe der Jahre, in denen sie sich nicht zum Arzt traute, schon unumkehrbar geschädigt worden?

Kernspin lässt das Schlimmste befürchten

Die erste Kernspintomografie versetzt die Ärzte in große Sorge: Die Mediziner erkennen im Bereich der sogenannten Basalganglien im Gehirn Veränderungen. Dies erklärt vermutlich Amys verlangsamte und behäbige Bewegungen »wie bei einer älteren Frau«. Auch die Sprachprobleme könnten daher rühren. Denn die Basalganglien steuern unter anderem die Koordination von Bewegungsabläufen – und genau diese Hirnzentren sind jetzt vom Kupfer wie gelähmt. Es scheint zu diesem Zeitpunkt unwahrscheinlich, dass Amy sich wieder vollständig erholt.

Das Prinzip Hoffnung

Doch die Ärzte beginnen sofort mit der Therapie. Die Grundlage der Behandlung eines Morbus Wilson ist die strikte Einschränkung, möglichst der völlige Verzicht auf kupferreiche Nahrungsmittel wie Innereien und speziell Leber, Nüsse, Kakao, Fische und Krustentiere. Doch eine vollkommene Kupferabstinenz ist nicht leicht zu erzielen, denn Spuren des Metalls sind in sehr vielen Lebensmitteln versteckt.

Kupfer in der Zange

Und: Will man irgendeine Chance haben, das bereits im Organismus gespeicherte Kupfer wieder aus Leber und Gehirn zu entfernen, muss man es aktiv aus den Organen ausleiten. Es gibt zwei Medikamente, die das können: Penicillamin und Trientine sind sogenannte Chelate. Sie nehmen das Kupfer mit ihrer Molekülstruktur gewissermaßen biochemisch in die Zange und schleusen es über die Niere aus dem Körper. Und die junge englische Patientin hat ein zweites Mal Glück: Die Chelattherapie wirkt bei ihr so hervorragend, dass sich das Zittern, die unwillkürlichen Muskelbewegungen und die Sprachstörungen völlig zurückbilden. Sogar der goldbraune Ring im Auge verschwindet, als das Kupfer allmählich aus dem Körper geschwemmt wird. Amy fühlt sich gesund, leistungsfähig und ist wieder Herrin ihrer Bewegungen. Und sie schwört sich: Beim nächsten Mal gehe ich früher zum Arzt.

Der Tee, der den Knochen fraß

Die 47-jährige Linda W. aus Michigan in den USA leidet seit mehreren Jahren unter einem schleichenden, unaufhaltsamen Zahnverfall. Ihre Zähne sind nach und nach vollständig zerbröckelt. Sie waren aus ungeklärten Umständen so stark zerfressen, dass der ratlose Zahnarzt ihr nach und nach sämtliche Zähne ziehen musste. Linda W. trägt in ihrem relativ jungen Alter keinen einzigen eigenen Zahn mehr im Mund.

Schmerzzone Rücken und Hüfte

Dann kommen neue Beschwerden hinzu, die sie mit ihrem Zahnausfall gar nicht in Zusammenhang bringt. Vor fünf Jahren hatte sie erstmals leichte Knochenschmerzen in Rücken und Hüfte registriert. Inzwischen quälen sie extreme Schmerzen des Bewegungsapparates. Der Rückenschmerz war nach und nach immer schlimmer geworden und ist inzwischen unerträglich. Auch die Schmerzattacken in Hüfte, Armen und Beinen sind nun so heftig, dass Linda W. endlich einen Arzt aufsucht. Eigentlich vermeidet sie aus einer ihr unerklärlichen Angst möglichst jeden Arztkontakt. Doch nach (zu) lange ertragenem Martyrium sucht sie einen Radiologen auf. Der befragt sie eingehend, steckt sie in die Röntgenröhre – und schickt sie mit einem seltsamen Verdacht in die Ambulanz der Henry-Ford-Klinik in Detroit.

Tee als Lebenselixier

Beim ärztlichen Erstgespräch erklärt Linda: »Dass ausgerechnet ich so starke Schmerzen bekommen habe, ist merkwürdig und irgendwie ungerecht. Denn ich lebe sehr gesund, trinke beispielsweise keinen Tropfen Alkohol – nur Tee.« Es stellt sich allerdings heraus: Linda ist ein geradezu obsessiver Fan von schwarzem Tee, den sie als aufmunterndes Lebenselixier betrachtet. Tag für Tag konsumiert sie ihn in unglaublich großen Mengen … als pflanzliches Aufputschmittel:

»Um richtig in Schwung zu kommen, hänge ich in meine große Kanne schon mal 100 Teebeutel«, gesteht sie ein. Manchmal sind es pro Tag 150 Teebeutel, die sie in der Kanne ziehen lässt. Ohne ihren Tee in Megadosis könne sie den Tag gar nicht mehr aktiv beginnen und kraftvoll durchstehen.

Kalk, wo er nicht hingehört

Damit ist den Ärzten klar, dass Lindas gigantischer Konsum von Schwarztee die Schmerzen auslöst. Aber wie? Der Radiologe fertigt Röntgenbilder ihres Unterarms an und sieht ein merkwürdiges Phänomen: In das Bindegewebsband, das die beiden Unterarmknochen Elle und Speiche zu einer funktionellen Einheit verbindet, ist Kalk eingelagert. Bei gesunden Menschen stützen sich Elle und Speiche durch die Bindegewebsschicht und geben sich dadurch gegenseitig Halt, sind aber andererseits reibungslos gegeneinander verschiebbar. Störende Kalkpartikel zwischen Elle und Speiche können also durchaus Lindas Knochenschmerz in diesem Bereich erklären.

Ein erstes Indiz

Dies ist ein erstes Indiz dafür, was hinter den mysteriösen Schmerzen steckt: Die Kalkablagerungen deuten auf einen Knochenabbau im Skelett hin, dessen Kalksubstanz sich dann im Bindegewebsband anreichert. Dies berichten die Ärzte im *New England Journal of Medicine.*

Wirbel wie Rugby-Trikots

Röntgenaufnahmen von Lindas Wirbelsäule stützen die Vermutung eines Skelettzerfalls. Die Wirbelkörper zeigen im Röntgenbild eine merkwürdige quer gestreifte »Zeichnung«. Sie erscheinen an Ober- und Unterseite auffällig hell – Anzeichen einer erhöhten Knochendichte. Dies wird von Experten als Rugger-Jersey-Phänomen bezeichnet, weil der Knochen ähnlich aussieht wie gestreifte Rugby-Shirts. Hier ist der Knochen offenbar zusammengesintert. In anderen

Wirbelsäulebereichen ist der Knochen ausgedünnt. Derartige Veränderungen finden sich bei einer sogenannten Osteomalazie, einer Knochenerweichung.

Fluor zerfraß Zähne und Knochen

Deren Ursache ist ebenfalls rasch gefunden. Bluttests zeigen, dass der Gehalt des Spurenelements Fluor bei der Patientin ein Vielfaches über dem Normwert liegt. Mediziner nennen dies eine Fluorose. Fluor in geringer Konzentration härtet den Zahnschmelz; deshalb empfehlen Zahnärzte fluoridierte Zahncremes. Die Konzentration von Fluorid ist darin allerdings sehr gering. Mit gutem Grund: Wenn man mehr als 20 Milligramm Fluorid pro Tag zu sich nimmt, schlägt der positive Schutzeffekt für Zähne und Knochen ins Gegenteil um. Sie werden härter, aber auch brüchiger und splittern so leicht wie Glas. Schwarzer Tee ist eines der Lebensmittel mit dem höchsten Fluorgehalt. Davon hatte Linda W. keine Ahnung. Sie ist vollkommen schockiert, als sie sich klarmacht, dass ihr geliebter Tee ihre Zähne und Knochen zerstört hat. Von nun an trinkt sie Tee nur noch in homöopathischen Dosen. Ihre Knochen regenerieren sich durch die Kombination mehrerer Medikamente ein Stück weit, die Schmerzen lassen allmählich nach. Doch die zerbröckelten Zähne kann Linda W. abschreiben.

Das Baby mit Zwillingen im Bauch

Die Eltern des erst zweieinhalb Monate alten Ajith suchen voller Sorge die Abteilung für Kinderchirurgie in der Banaras Hindu University im indischen Varanasi auf. Ihr kleiner Junge muss seit Tagen immer wieder heftig erbrechen. Die Spuckattacken werden immer schlimmer und treten in immer kürzeren Abständen auf, sodass Ajith bereits gefährlich viel Flüssigkeit verloren hat.

Vater und Mutter berichten den Kinderchirurgen, dass Ajiths Geburt problemlos verlief und der Kleine während des ersten Lebensmonats gesund war, reichlich trank und prächtig gedieh. Die Ärzte um Prof. Ajay N. Gangopadhyay sehen keinen Anlass zur Besorgnis und beruhigen die Eltern. Gelegentliches, auch heftiges, Erbrechen bei Babys deutet nicht zwingend auf eine ernste Erkrankung hin. Der Kleine soll aber im Krankenhaus bleiben, um durch einige Infusionen Flüssigkeit zugeführt zu bekommen und um die Ursache der Beschwerden aufzuklären.

Erste Überraschung

Bei der ersten körperlichen Untersuchung ist der Bauch des Babys weich – ein gutes Zeichen. Doch es wartet eine Überraschung auf die Mediziner und die Eltern. In der linken Hälfte des kleinen Körpers ertasten die Ärzte ein großes, festes Gewebe, das sich leicht verschieben lässt und eindeutig dort nicht hingehört.

Bei Kindern dieses Alters könnte man im Oberbauch eventuell links die Milz oder rechts die Leber fühlen, nicht aber einen derart großen Fremdkörper merkwürdiger Form.

Ungläubiges Staunen

Die Ärzte sind verblüfft. Aber sie ahnen noch nicht, dass sie bald einen der kuriosesten und aufsehenerregendsten Fälle der Medizin aufdecken werden. Sie untersuchen den Bauchraum des Babys routinemäßig per Sonografie, also mit Ultraschallwellen. Da diese Methode Weichteile gut abbildet, kann man dem merkwürdig wuchernden Gebilde im Babybauch auf die Spur kommen, ohne den Kleinen einer Strahlenbelastung auszusetzen. Doch was sie im Ultraschallbild auf dem Monitor sehen, löst das Mysterium nicht, sondern verstärkt das ungläubige Staunen der Mediziner: Denn das geschwulstähnliche Gewebe stellt sich als seltsam geformter Klumpen dar mit Hohlräumen und Kalkstrukturen, die aussehen wie ... Knochen!

Ein Fötus im Babybauch!

Da sich knöchernes Gewebe am besten im Computertomogramm abbilden und differenzieren lässt, schieben die indischen Kinderchirurgen den kleinen Patienten jetzt doch in die CT-Röhre. Was sie dann sehen, lässt ihnen fast den Atem stocken. Denn wenn man mehrere der CT-Bilder vom Computer übereinanderschichten lässt und die Daten zu einem dreidimensionalen Puzzle zusammenfügt, erkennt man im Körper des Babys ein weiteres ungeborenes Baby, das im Fötenstadium der Entwicklung stecken geblieben ist. Ist so etwas überhaupt medizinisch möglich: ein Fötus im Babybauch?

Medizinische Raritätenjagd

Bevor die Ärzte weitere Entscheidungen treffen, gehen sie auf medizinische Literaturrecherche und werden fündig. In zwei Fällen, einmal in den USA und einmal in Chile, haben Ärzte über ein ähnliches Phänomen berichtet. In diesen extrem seltenen Fällen spielt sich offenbar eine ungewöhnliche Abfolge von Zufällen im Mutterleib ab. Bei der Befruchtung werden mehrere Eizellen befruchtet. Der »normale« biologische Verlauf beinhaltet dann zwei Möglichkeiten: Entweder entwickeln sich die befruchteten Eizellen weiter und es kommen bei ansonsten komplikationslosem Schwangerschaftsverlauf Zwillinge oder Mehrlinge zur Welt. Möglichkeit Nummer zwei: Die Keimzellen sterben bis auf einen überlebenden Embryo ab. Dann bekommt die Mutter ein Kind, ohne überhaupt zu ahnen, dass mehrere Eizellen befruchtet wurden. Aufgrund einer makabren Laune der Natur gibt es aber noch eine dritte Möglichkeit: Durch eine fehlgeleitete Zellteilung in der Embryonalentwicklung können sich Zellen von einem Embryo in den anderen verlagern.

Damit ist eine außergewöhnliche Entwicklung vorprogrammiert. Während der erste (falls gesunde und überlebensfähige) Embryo in der mütterlichen Gebärmutter heranreift und wächst, können die Zellen des sozusagen einverleibten Zwillings nicht mehr richtig wachsen. Es entsteht also kein lebensfähiger zweiter Organismus. Dennoch können sich Teile dieses Embryos weiter differenzieren – mit fast surrealen Ergebnissen. So wächst beispielsweise Zellgewebe heran, das eine partielle »Körperform« annimmt. Im überlebenden Embryo entstehen dann beispielsweise ein deformierter Kopf, Arme oder Beine, Körperteile wie eine Hand oder ein Fuß …

Noch mal Gänsehaut

Um dieses Gänsehaut-Phänomen im Falle des kleinen Ajith endgültig aufzuklären, ist eine Operation des Babys unumgänglich. Das Ergebnis ist noch überraschender als vorhergesehen: Im Bauch des zweieinhalb Monate alten Babys finden die Chirurgen Gewebe, das direkt aus der Aorta des kleinen Jungen mit Blut versorgt wird und die enorme Größe von 20 mal 8 Zentimetern umfasst. Die Wucherung ist so groß, dass sie beim kleinen Patienten mehrere Organe wie Magen, Darm, Niere und Bauchspeicheldrüse an die Seite gedrängt hat. Dies erklärt das heftige Erbrechen und die Bauchverkrampfung. Die Operation entsprang also nicht nur wissenschaftlicher Neugier, sondern rettet dem kleinen Jungen das Leben.

»Der Unbesiegbare«

Als die Chirurgen das herausgeschnittene Gewebe feingeweblich untersuchen, wird der Fall endgültig zur einzigartigen Weltrarität: Sie finden Haare, einen Fuß, einen Kopf und Rumpfgewebe. Eine Vielzahl von Gewebetypen wie Haut, Knochen, Nierenzellen sind bereits angelegt. Und es erweist sich, dass es sich hierbei nicht um das Gewebe von einem Fötus, sondern von zweien handelt. Die Mutter des kleinen Jungen hätte also bei idealem Schwangerschaftsverlauf Drillinge bekommen.

Der jungen Frau ist all dies herzlich egal. Für sie zählt nur, dass ihr kleiner Junge die Operation gut übersteht und sich rasch erholt. Er trinkt wieder voller Energie, strampelt energisch und wächst schnell. Ajith bedeutet »der Unbesiegbare« – nomen est omen.

Was schimmert schwarz unter rotem Tattoo?

Unter seinem eleganten Anzug verbirgt der New Yorker Jamie W., 37, einen farbenprächtigen Hautschmuck vergangener Tage. Farbige Tätowierungen zieren seinen Körper, auch die Beine bis hinab zu den Knöcheln. Diese kunstvoll gestalteten Jugendsünden erinnern ihn an seine wilde Zeit in einem Motorradklub. Doch im September 2012 bereitet eine der Tätowierungen Jamie plötzlich Sorgen: Unter einem Tattoo am rechten Bein haben sich kleine rötliche Knoten gebildet, auf denen ein feiner, weißer Belag sitzt. Das Tattoo trägt er bereits seit zwölf Jahren.

Seit zehn Tagen fühlt er sich außerdem matt, fiebert leicht, leidet unter Muskelschmerzen und schwitzt stark – besonders in der Nacht. Diese Allgemeinsymptome bringt er allerdings nicht mit dem Tattoo in Zusammenhang. Aber er sucht wegen seines geschwächten Allgemeinzustandes besorgt das Metropolitan Hospital Center im New York Medical College auf.

Die Ärzte um Dr. José Rodolfo Guerra nehmen die geschilderten Beschwerden sehr ernst und beginnen einen umfangreichen diagnostischen Check-up. Denn gerade hinter der vieldeutigen Kombination von Fieber, starker Müdigkeit und Nachtschweiß können sich gefährliche Erkrankungen verbergen – beispielsweise bösartige Geschwülste des Lymphgewebes, sogenannte Lymphome.

Erste schwache Indizien

Doch bei der orientierenden Erstuntersuchung fallen zuerst Veränderungen im Bereich der Bein-Tattoos auf. Jamie W.s rechtes Sprunggelenk schmerzt und lässt sich nur schwer bewegen. Im Bereich dieses Gelenkes und der Achillessehne ist die Haut auffällig gerötet. Schon eine leichte Berührung löst einen überproportional heftigen Schmerz aus.

Geschlechtskrankheit am Gelenk?

Zunächst vermuten die New Yorker Mediziner aufgrund der Gelenkbeschwerden und der gereizten Achillessehne eine bestimmte Form der Gelenkentzündung, eine sogenannte reaktive Arthritis. Eine klassische Ursache derartiger Gelenkentzündungen stellen Infektionen mit bestimmten Krankheitskeimen dar. Oft lösen Darmbakterien wie verschleppte Salmonellen eine reaktive Arthritis aus. Doch dann hätte Jamie W. mit hoher Wahrscheinlichkeit auch heftige Durchfälle gehabt; die aber fehlten. Daher gehen die Ärzte in ihrer zweiten Annahme davon aus, dass möglicherweise Erreger von Geschlechtskrankheiten, beispielsweise Chlamydien oder die Gonorrhö-Bakterien, sogenannte Gonokokken, das Gelenk befallen und die Umgebung entzündet haben. Erneut Fehlanzeige: Die Bluttests auf entsprechende Antikörper, die das Immunsystem bei einem derartigen Infekt zur Abwehr der Eindringlinge bilden würde, fallen negativ aus.

Auch die weiteren Untersuchungen führen zunächst diagnostisch nicht ans Ziel. Ein weiterer Bluttest zeigt, dass die Zahl der roten Blutkörperchen (Erythrozyten) in Jamies Blut unter dem Normwert liegt, dasselbe gilt für den roten Blutfarbstoff Hämoglobin, der Sauerstoff in alle Organe transportiert. Doch auch dies könnte viele Ursachen haben. Es könnte auf einen Eisenmangel hindeuten, da Eisen ein zentraler Baustein des Hämoglobins ist, aber auch Anzeichen einer unerkannten, also »okkulten« inneren Blutung sein.

Dunkle Zellen unter dem Mikroskop

Schließlich führt eine Gewebeprobe in die richtige Richtung. Eine kleine Stanzbiopsie aus der Haut im Bereich des Knöchel-Tattoos zeigt unter dem Mikroskop dichte Zellhaufen, die sich dunkel – fast schwarz – vom umgebenden Gewebe abheben. Mediziner bezeichnen sie als Granulome. Sie können ein Indiz für eine seltene Bindegewebserkrankung darstellen, die Sarkoidose.

Abwehr in Aufruhr

Bis heute stellt die Sarkoidose eine geheimnisvolle Krankheit dar. Man weiß, dass sich bei diesem Leiden in verschiedenen Organen kleine Knötchen bilden, die genannten Granulome. Die Ursache dafür ist ungeklärt. Da sich eine erhöhte Entzündungsaktivität im Körper nachweisen lässt und sich im Umfeld der Granulome massenhaft Abwehrzellen des Immunsystems finden, geht man von einer Schlüsselrolle des Immunsystems bei der Krankheitsentstehung aus. Bewiesen ist das aber nicht.

Auch der Verlauf einer Sarkoidose ist unberechenbar. Die individuelle Prognose hängt davon ab, welche Organe in welchem Ausmaß befallen sind. Speziell bei jungen Sarkoidose-Patienten kann die Krankheit spontan abheilen, ohne dass man überhaupt therapeutisch eingreifen muss. Bei anderen kann sich die Krankheit über Jahre schubweise verschlechtern und im ungünstigsten Fall durch Organversagen tödlich enden.

Weil ein Befall der Lunge häufig vorkommt und am folgenschwersten ist, muss bei Verdacht auf Sarkoidose stets die Lunge untersucht werden.

Nachdem die New Yorker Ärzte die Granulome unter Jamies Tattoos gefunden haben, röntgen sie seinen Brustkorb und finden tatsächlich rundliche Herde in der Lunge, die sie als Granulome interpretieren. Eine Computertomografie stellt die Lunge detaillierter dar und sichert die Diagnose einer Sarkoidose – bei Jamie W. mit einem kombinierten Befall von Lunge und Haut.

Welche Rolle spielten die Tattoos?

Eine kuriose Frage bleibt allerdings noch zu beantworten: Wie, wenn überhaupt, hängt die Sarkoidose mit den Tätowierungen zusammen? Ist es Zufall, dass die heftigen Haut- und Gelenkreaktionen unmittelbar unter den Tattoos auftreten? Und warum reagiert das Gewebe ausgerechnet in den Tattoo-Bereichen mit den kräftigsten Farbpigmenten so stark?

Die satte Farbe macht den Unterschied

Die New Yorker Mediziner konsultierten die rare Fachliteratur zu diesem Thema und stellten erstaunt fest: Einige Ärztezentren berichten tatsächlich, dass sich unter Tätowierungen eine ungewöhnlich heftige und akute Hautsarkoidose ausbreitete. Noch auffälliger: Die meisten und größten Granulome bildeten sich in jenen Hautbereichen, in denen die Tattoos in satten Farben wie kräftigem Rot, schimmerndem Schwarzblau oder als tiefschwarze Farbpigmente in die Haut gestochen worden waren. Eine mögliche medizinische Erklärung: Sehr farbintensive Tattoo-Pigmente lösen offenbar eine besonders heftige Immunreaktion aus, locken körpereigene Abwehrzellen an – und bringen damit die Granulombildung ins Rollen.

Eine Behandlung der Ursachen der Sarkoidose existiert noch nicht. Bei vielen Betroffenen lässt das stark entzündungshemmende Kortison die Granulome schmelzen und die Beschwerden abklingen. Allerdings ist speziell eine längere Kortisontherapie wegen häufiger Nebenwirkungen umstritten. Für Jamie W. geht die Sache doppelt gut aus: Durch die Behandlung mit einem Kortisonpräparat verschwinden Symptome und Hautknötchen innerhalb weniger Wochen. Auch als er das Medikament weglässt, bleibt er beschwerdefrei. Seine Tattoos beobachtet er seitdem regelmäßig – sicherheitshalber.

Abenteurer am Abgrund

Der 69-jährige Wolfgang K. ist so fit und sportlich, wie manch Mittdreißiger es gern wäre. In seinem Heimatort ist er bekannt wie ein bunter Hund. Denn bei jedem Wetter joggt der drahtige und durchtrainierte Mann barfuß über die Wiesen. Sport bedeutet für ihn mehr als Fitbleiben. Tägliches Training ist für ihn zum Teil seiner Philosophie geworden, zu einer Lebensweise voller Intensität, bei der er sich spürt und lebendig fühlt. Die führt den beneidenswert jungen älteren Herrn auch schon mal in die Ferne: Paddeln in Afrika, Bergwandern im Himalaya, Klettern in Marokko. Der 69-Jährige sucht Abenteuer und Herausforderung. Seine Ehefrau Marianne zeigt Verständnis für sein Abenteurer-Gen: »Er will einfach nicht so ein Nullachtfünfzehn-Leben führen wie andere Männer in seinem Alter«, erzählt sie in *Abenteuer Diagnose*.

Unerwartete Grenze

Doch dann stößt Wolfgang K. unerwartet doch an eine körperliche Grenze. Bei einer Skiwanderung in den Alpen fühlt er sich plötzlich schlapp und energielos – ein Gefühl, das ihm bislang fremd war. Sollte sein Körper nun doch streiken und dem Alter Tribut zollen? Zusätzlich belasten Wolfgang K. auf einmal Schmerzen im Bereich der Halswirbelsäule. Er führt den ungewohnten Schmerz auf muskuläre Verspannungen aufgrund des Stockeinsatzes beim Skiwandern zurück.

Auch der Nackenschmerz wandert

Nach der Rückkehr von der Skiwanderung will Wolfgang K. sich ein paar Tage erholen und dann sein gewohntes sportliches Leben wiederaufnehmen. Doch die Nackenschmerzen sind stärker geworden, und sie sind inzwischen bis in den Kopf gewandert. Wolfgang K. fühlt sich noch müder und abgeschlagener als vorher – für den früheren Sportstudenten und stets Sportbegeisterten ein Rätsel. Der Besuch beim Hausarzt wirft weitere Fragen auf. Denn der Arzt misst den Blutdruck und stellt hypotone Werte fest, also einen zu niedrigen Blutdruck. Das kann nicht sein, meint Wolfgang K. Er leidet schon seit einigen Jahren an Bluthochdruck und nimmt deshalb blutdrucksenkende Medikamente. Damit konnte er den Hochdruck erfolgreich senken, und er hat die Tabletten stets gut vertragen. Er spekuliert: Vielleicht hat sich sein hoher Blutdruck zwischenzeitlich normalisiert, und die Medikamente sind jetzt zu hoch dosiert? Er halbiert auf eigene Faust die Medikamentendosis. Tatsächlich, einige Tage lang fühlt er sich wieder ganz wie vorher und strotzt vor Kraft und Lebensfreude. Die Müdigkeit ist wie weggeblasen – vorübergehend.

Arthrose der Halswirbel

Nicht weggeblasen sind hingegen die Nackenschmerzen. Sie bleiben nicht nur, sie werden stärker. Wolfgang K. will kein Risiko eingehen und lässt die Wirbelsäule per Kernspintomografie (MRT) untersuchen. Das MRT zeigt, dass er unter einer Arthrose der Nackenwirbel leidet, also unter einer altersbedingten Gelenkabnutzung der Halswirbelsäule. Als erprobter Kämpfer findet sich Wolfgang K. nicht mit den Schmerzen ab und lässt sich mit Akupunktur behandeln. Darauf reagiert sein Körper mit grimmiger Abwehr und einem schockähnlichen Zustand: Dem frisch Akupunktierten wird es abwechselnd heiß und kalt, dann bricht er fast zusammen. Sein Blutdruck ist in den Keller gesackt und liegt bei 30 Millimeter Quecksilbersäule. Er kommt sofort in die Klinik. Hat das gut trainierte Herz ihm einen bösen Streich gespielt?

Das Herz ist kerngesund

Nach der umfassenden kardiologischen Untersuchung geben die Krankenhausärzte Entwarnung. Bei der Herzkatheter-Untersuchung finden sich keinerlei Indizien für Verengungen der Herzkranzgefäße, die zu einer Mangeldurchblutung des Herzmuskels führen könnten. Auch das Langzeit-EKG und der Herzultraschall, die Echokardiografie, sind unauffällig. Das Herz von Wolfgang K. ist kerngesund, so das Fazit der Ärzte. Die Mediziner halten jetzt eine aus dem Ruder gelaufene Kreislaufregulation, vielleicht aus Angst vor der Akupunkturnadel, für wahrscheinlich. Wolfgang K. kann sich zwar nicht erinnern, während der Akupunkturprozedur auch nur einen einzigen Augenblick lang ängstlich gewesen zu sein. Im Gegenteil, er sah dem erhofften Erfolg der Pikstherapie mit Optimismus entgegen. Aber er gibt sich mit der Erklärung erst einmal zufrieden.

Ausgebrannt?

Doch sein Zustand verschlechtert sich von Tag zu Tag. Ein dumpfer Kopfschmerz plagt ihn stärker denn je. Eine bleierne Abgeschlagenheit hat von ihm Besitz ergriffen und macht ihn völlig fertig. Er hat ständig Durst und muss dauernd zur Toilette. Der sonst so lebensmutige Wolfgang K. fühlt sich am Ende. Er glaubt, an einer Depression oder einem Burn-out-Syndrom zu leiden. Doch dann kommt ein bedrohliches Symptom neu hinzu: Er sieht auf dem linken Auge plötzlich wie durch eine Nebelwand, kann in der Ferne nichts mehr klar erkennen. Und seine Abgeschlagenheit hat einen traurigen Höhepunkt erreicht. Er schleppt sich zu einem Neurologen. Inzwischen ist der Sportler körperlich so hinfällig, dass er bei der Untersuchung nicht einmal mehr sitzen kann, er muss sich auf den Boden legen.

Ein Tumor macht Druck

Zum diagnostischen Mammutprogramm, das Wolfgang K. in der Neurologie durchläuft, gehört auch eine Kernspintomografie des Kopfes. Und das diagnostische Hightech-Instrument legt endlich die Wurzel des Übels frei. Die MRT-Bilder decken einen Tumor im Kopf von Wolfgang K. auf, mitten im Gehirn und in gefährlicher Nähe zum Sehnerv. Er droht zu erblinden, wenn die Geschwulst weiterwächst. Der Tumor wuchert außerdem in unmittelbarer Nähe zur Hirnanhangsdrüse, der Hypophyse. Diese kleine, aber immens wichtige Hormondrüse reguliert als übergeordnete Instanz im Hormonstoffwechsel unter anderem die Produktion und Ausschüttung der Schilddrüsenhormone und der Nebennierenhormone.

Glück im Unglück

Wolfgang K. hat relatives Glück. Der pflaumengroße Tumor entpuppt sich als gutartig. Es handelt sich um einen flüssigkeitsgefüllten Hohlraum, eine Zyste. Gefährlich ist sie dennoch, denn sie setzt nicht nur den Sehnerv, sondern auch die Hypophyse unter Druck. Dies hat heftige Folgen. Die von der Hypophyse gesteuerte Produktion der Schilddrüsenhormone, die im Körper wie Treibstoff wirken und den gesamten Stoffwechsel ankurbeln, ist stark eingeschränkt. Dies erklärt die bleierne Müdigkeit von Wolfgang K. Auch die Nebenniere, die von der Hypophyse angetrieben wird, ist in einen Warnstreik getreten. Die Nebennierenrinde schüttet zu wenig Kortisol aus, daher der überraschend niedrige Blutdruck. Gleichzeitig fehlt das Hormon Aldosteron, das unter anderem die Urinkonzentration steuert. Wenn es an diesem Hormon mangelt, hat man unstillbaren Durst und muss ständig auf die Toilette.

Zyste weg – Probleme weg

Plötzlich passen im Diagnosepuzzle alle Teile zusammen. Sämtliche Symptome lassen sich durch den Tumor zwanglos erklären. Die Neurochirurgen operieren sofort und entfernen die Zyste vollständig. Bereits nach drei Tagen schöpft Wolfgang K. wieder Kraft und fühlt sich wie neugeboren. Inzwischen joggt er wieder barfuß über die Wiesen und plant seine nächste große Tour. Das Ziel steht noch nicht fest, aber ein Kletterurlaub in den Anden könnte ihn reizen – Kraft genug hat er jetzt wieder.

Der Wurm, der ins Auge ging

Seit drei Wochen quält sich die 53-jährige Frau mit Schmerzen an ihrem linken Auge herum. Es fühlt sich an, als hätte sie einen Fremdkörper im Auge. Das Auge ist stark gerötet und schmerzt, teilweise tritt auch Juckreiz in der Bindehaut auf. Außerdem tränt das Auge ständig, und der Tränenfluss trübt die Sicht.

Die Geschäftsfrau untersucht ihr Auge immer wieder mit einem Spiegel, kann aber die Ursache der Beschwerden nicht entdecken. Da sie früher schon einmal ähnliche Symptome bei einer Bindehautentzündung hatte, tippt sie auch diesmal auf eine Konjunktivitis, wie die Entzündung der Bindehaut des Auges medizinisch genannt wird. Keine große Sache, nimmt die Frau an, und geht daher zunächst nicht zum Augenarzt, sondern träufelt selbst entzündungshemmende Tropfen ins Auge. Aber die bringen gar nichts.

So sucht sie schließlich doch einen Augenarzt auf, der tatsächlich eine Entzündungsreaktion im Auge bestätigt. Er ist aber unschlüssig, was die Ursache dieser Augenentzündung anbelangt. Denn die klassischen Auslöser einer Konjunktivitis wie etwa physikalische oder chemische Außenreize, potenzielle Allergene bei Allergikern und Ähnliches fehlen bei dieser Patientin. Davon abgesehen hätten in all diesen Fällen die entzündungshemmenden Augentropfen irgendeinen Effekt haben müssen.

Sieht der Augenarzt ein Trugbild?

Der Arzt hegt plötzlich einen vagen Verdacht, den er aber selbst für höchst unwahrscheinlich hält. Aber etwas hat ihn stutzig werden lassen. Denn bei der Augenuntersuchung per Spaltlampe, bei der sich der vordere Augenabschnitt beurteilen lässt, und bei der Spiegelung des Augenhintergrundes hat er etwas gesehen, das ihm wie ein Trugbild vorkam. Kurz huschte etwas Längliches, wie ein Wurm, durch sein Untersuchungsfeld, dann war das mysteriöse Etwas wieder verschwunden.

Der Ophthalmologe fragt die Frau, ob sie sich in den letzten Wochen in Afrika oder Asien aufgehalten habe. In diesem Fall könnte eine Infektion mit einem tropischen Krankheitserreger vorliegen. Tatsächlich gibt die Patientin an, vor einigen Wochen auf Sri Lanka gewesen zu sein. Das passt zwar nicht hundertprozentig zum Verdacht des Augenarztes. Denn die Würmer, die am ehesten menschliche Augen befallen, finden sich im Tropengürtel Afrikas. In Ländern wie Gabun, Tschad, Nigeria, Kamerun und den beiden Kongo-Staaten existiert die Gattung eines Fadenwurms, Loa-Loa genannt, der häufig den Menschen befällt. Er wird von einer Bremsenart übertragen, siedelt sich im Unterhautfettgewebe an, wandert aber auch durch den Körper bis in die Augen. Von einer Loa-Loa-Augeninfektion nach einem Aufenthalt in Sri Lanka wurde noch nie berichtet.

Fadenwurm aufgespürt

Seine exotische These will der Augenarzt aber genauer klären lassen und schickt seine Patientin ins Klinikum rechts der Isar der Technischen Universität München. Bei der ersten Untersuchung können die beiden Ärzte Ramin Khoramnia und Aharon Wegner nur eine extreme Rötung des Auges feststellen, beschreiben sie im *New England Journal of Medicine*. Erst bei der sorgfältigen Untersuchung mit der Spaltlampe sehen sie etwas, das ihnen die kleinen Härchen am Unterarm aufstellt: Unter der Oberfläche der seitlichen Augen-Bindehaut sitzt tatsächlich ein langer, fadenförmiger Wurm.

Ein Einzeltäter

Da es sich dem Anschein nach um einen einzelnen Wurm handelt, der sich bei einem kleinen Eingriff herausoperieren lässt, entscheiden sich die Ärzte der Augenklinik gegen eine Chemotherapie und für die Operation. Durch einen kleinen Schnitt fassen sie den Wurm mit einer Pinzette und ziehen ihn vollständig heraus. Sie sind verblüfft von dessen Größe: Der Parasit ist gute zehn Zentimeter lang. Er wird in der Parasitologie klassifiziert. Es handelt sich nicht um einen Loa-

Loa-Wurm, sondern um einen Fadenwurm der Gattung Dirofilaria repens. Das ist Glück für die Patientin, denn diese Fadenwurmgattung pflanzt sich im menschlichen Körper nicht fort. Nach der Operation mit Entfernung des Wurms ist das Problem also eigentlich gelöst.

Die Frau ist aber nach diesem Schock misstrauisch und bittet um wurmtötende Medikamente, »falls die Würmer doch wiederkommen«. Deshalb erhält sie zwei Antiparasitenmittel. Damit ist sie nicht nur geheilt, sondern auch beruhigt. Und sie grübelt noch lange, bei welcher Gelegenheit der Wurm in ihren Körper gekrochen sein könnte …

Die Flut der Stäbchen

Der 47-jährige Thorsten G. ist hart im Nehmen. Als Ausbilder der Bundeswehr ist er in seinem Leben viele Kilometer durch matschiges Gelände gelaufen, hat Kletterhindernisse überwunden, ist unter Stacheldrahtverhauen durchgerobbt und hat bis zur Schmerzgrenze an Sprossenwänden trainiert. Schmerzen stellen für ihn eine lästige Lappalie dar, mit der ein Mann gefälligst allein klarzukommen hat.

Selbsttherapie versagt

Deshalb nimmt er auch einen ständigen Knöchelschmerz über Monate nicht ernst, reibt etwas Sportgel auf den Knöchel und beißt die Zähne zusammen. Als die Schmerzen immer stärker werden, nimmt er heimlich Schmerztabletten, um den Alltagsmarathon als gestählter Ausbilder (und hartes Vorbild) durchzustehen. Doch sein Selbstbild des harten Mannes, der jeden Schmerz verdrängt, fällt drei Jahre später in sich zusammen. Inzwischen hat die Qual ohne erkennbare Ursache erheblich zugenommen und sich über den ganzen Körper so ausgebreitet, dass Thorsten G. außer Gefecht gesetzt ist. Im Arm, den Beinen und mehreren Gelenken setzt das Reißen und Stechen ihm so heftig zu, dass er sich kaum noch bewegen kann und sich sein Leiden nicht mehr verheimlichen lässt.

Befunde geben Rätsel auf

Seine Frau schleift ihn endlich zur Hausärztin. Der fällt beim Gelenkschmerz etwas Merkwürdiges auf: Physikalische Maßnahmen wie Wärme und Schonung der betroffenen Extremitäten, die sonst Schmerzen lindern, verschlimmern die Beschwerden. Die Gelenkprobleme werden in Ruhe stärker und bessern sich bei Belastung. Deshalb verwirft die Ärztin ihre Anfangsvermutung einer Gelenkabnutzung, einer Arthrose, die bei der körperlich belasteten Vorgeschichte ihres Patienten naheläge. Jetzt geht sie der Verdachtsdiagnose einer entzündlichrheumatischen Erkrankung, wie einem etwa Gelenkrheuma, einer rheumatoiden Arthritis, nach. Im Röntgenbild finden sich tatsächlich Entzündungsherde. Allerdings sitzen diese Entzündungen beidseits der Darmbeinkämme am Becken – völlig untypisch für ein Gelenkrheuma. Nun tippt die Ärztin auf eine sogenannte Spondylitis, eine rheumatische Entzündung der Wirbelsäule.

Diagnose scheint gesichert ...

Die Diagnose Spondylitis, auch Morbus Bechterew genannt, wäre ein harter Schlag für Thorsten G. Denn die chronischen Entzündungen an den Wirbelgelenken von Brust, Lendenwirbeln und im Kreuz-Darmbein-Bereich (wie bei ihm im Röntgen dargestellt) können die Wirbelsäule versteifen und zu schwerer Behinderung führen. Ein aussagestarker spezieller Laborwert mit dem Fachnamen HLA-B27-Marker ist bei Thorsten G. erhöht. Damit ist die Diagnose eines Morbus Bechterew gesichert. So scheint es zumindest.

... ein Irrtum

Die Ärztin verordnet Thorsten G. Kortison. Das stark entzündungshemmende Mittel hilft. Die Schmerzen lassen nach. Thorsten G. ist erleichtert, endlich die Ursache seiner Schmerzen zu kennen.

Doch dann werden alle bisherigen Erkenntnisse mit einem Schlag über den Haufen geworfen. Thorsten G. bekommt über Nacht hohes Fieber. Eine Blutkontrolle bei der Ärztin zeigt, dass seine Entzündungswerte drastisch angestiegen sind. Für einen Morbus Bechterew liegen sie jetzt viel zu hoch und passen in kein diagnostisches Raster mehr. Die Ärzte der nächstgelegenen Uniklinik übernehmen den Fall.

Infizierte Herzklappen? Krebs?

Hohes Fieber, starkes Schwitzen, sehr hohe Entzündungswerte – dahinter könnte eine bakterielle Infektion der Herzklappen stecken. Doch irgendwie passt nichts zusammen. Denn bei der Untersuchung fallen zusätzlich stark vergrößerte Lymphknoten in der Leiste und im Bauchraum auf. Verdickte Lymphdrüsen im Bauch bei Herzklappenentzündung? Sehr unwahrscheinlich. Da Thorsten G. nachts am stärksten schwitzt, befürchten die Unimediziner jetzt einen Lymphdrüsenkrebs, bei dem Fieber plus Nachtschweiß typisch sind. Allerdings kann diese Kombination auch ein Indiz für Tuberkulose sein. Die Ärzte wollen eine Gewebeprobe aus den Lymphknoten entnehmen, um den Krebsverdacht zu bestätigen.

Unerklärliche Wunderheilung ...?

Doch als die Mediziner die Lymphknoten vor der Gewebeentnahme noch einmal untersuchen, erleben sie eine Überraschung: Die Lymphdrüsen sind wie bei einer Wunderheilung von allein wieder auf Normalgröße geschrumpft. Damit hat sich die Vermutung bösartiger Lymphdrüsen-Tumore erledigt. Krebs, der in kürzester Zeit von allein verschwindet? Den gibt es nicht. Die Ärzte stehen vor einem Rätsel. Thorsten G. ist erleichtert, dass der Krebsverdacht ausgeräumt ist, und wird nach Hause entlassen.

Dramatische Weihnachten

Doch richtig gut geht es ihm nie. Er leidet unter Appetitmangel, nimmt mehr und mehr ab. Ausgerechnet zu Weihnachten nimmt seine Krankheitsgeschichte noch einmal eine dramatische Wendung. Er bekommt schlagartig hohes Fieber, klappert vor Schüttelfrost. Ein unstillbarer Durchfall schwächt ihn stark. Seit seiner Entlassung aus dem Krankenhaus hat er 15 Kilo abgenommen. Man erkennt nun auf den ersten Blick, dass Thorsten G. ein schwer kranker Mann ist. »Er war nur noch ein Schatten seiner selbst«, erzählt seine Ehefrau später. In der Klinik wird wegen des Schüttelfrosts als eindeutigem Infektionsindiz noch einmal Thorsten G.s Blut auf Bakterien untersucht, ohne Ergebnis.

Diagnosemarathon ohne Resultat

In seiner Verzweiflung sucht Thorsten G. einen Arzt auf, der als Spezialist für unerklärliche Krankheitsfälle oder besonders schwer zu diagnostizierende Erkrankungen gilt. Der erkennt sofort, dass er einen lebensgefährlich erkrankten Patienten vor sich hat. »Der Mann war nun wirklich kein Jammerlappen, sondern jemand, der sein Leiden tapfer ertrug«, gibt der erfahrene Arzt in *Abenteuer Diagnose* seinen ersten Eindruck wieder. Fieber, Schmerz, anhaltende Diarrhö ... Der Mediziner zieht zuerst exotische Infektionen wie Toxoplasmose, einen Befall mit den Bakterien Shigellen oder mit den Einzellern Chlamydien in Betracht. Er prüft das Blut von Thorsten G. in diagnostischer Fleißarbeit auf alle nur möglichen Abwehrstoffe gegen diese Erreger. Denn bei einer der vermuteten Infektionen würde das Immunsystem Abwehrstoffe (Antikörper) gegen die Keime bilden. Resultat: Nichts, kein einziger Antikörper gegen die vermuteten Infektionserreger ist im Blut auffindbar.

PET wird endlich fündig

Eine aufwendige Hightech-Untersuchung, die Positronenemissionstomografie oder kurz PET, soll endlich Licht ins diagnostische Dunkel bringen. Das bildgebende Verfahren kann auch kleinste Entzündungsherde im Körper mittels radioaktiver Marker bei nur minimaler Strahlenbelastung aufdecken. Es gelingt: Bei Thorsten G. leuchten auf dem Monitor gleich Dutzende von Entzündungsinseln auf – überraschenderweise besonders intensiv im Dünndarm. Jetzt rückt erstmals eine sehr seltene Erkrankung in den Fokus: Morbus Whipple, eine sehr ungewöhnliche Infektionskrankheit, ausgelöst durch stäbchenförmige Keime mit dem exotischen Namen Tropheryma whipplei. Der niedliche Name täuscht. Es handelt sich um tückische und gefährliche Keime, die in Schleimhautnischen oft lange unentdeckt bleiben und Entzündungen auslösen, die tödlich verlaufen können.

Bakterienflut

Die Stäbchenbakterien siedeln sich im Dünndarm an und überfluten von dort über Blut- und Lymphgefäße den Organismus. Wenn sie das Zentralnervensystem oder das Herz befallen, besteht Lebensgefahr. Besonders perfide: Die Keime imitieren oft andere Krankheitsbilder, wie bei Thorsten G. einen Morbus Bechterew, und führen so lange diagnostisch in die Irre, bis es zu spät ist. Auch bei Thorsten G. ist Gefahr im Verzug. Eine Punktion des Rückenmarks weist die Keime im Liquor, dem Nervenwasser, nach. Das bedeutet, dass die Infektion bereits auf das zentrale Nervensystem übergegriffen hat und dass lebensbedrohliche Symptome offenbar unmittelbar bevorstehen. Die Bakterien lassen sich durch Antibiotika abtöten. Das einzig wirksame Mittel gegen die entzündlichen Schwelbrände im Körper ist hoch dosiertes Kortison. Bereits nach sechs Wochen hat die Behandlung so gut angeschlagen, dass Thorsten G. sich erstmals wieder ins Fitnessstudio wagt. »Ein Selbstversuch«, meint er schmunzelnd. Er joggt tatsächlich 15 Minuten langsam auf dem Laufband. Danach, so gibt der harte Mann zu, kamen ihm einige Glückstränen. »Keine Schmerzen mehr – ich konnte es kaum glauben«, berichtet er. Doch die Kortisontherapie muss ein ganzes Jahr lang fortgesetzt werden, bis die letzten Entzündungsherde abgeheilt sind. »Thorsten konnte wieder problemlos in den dritten Stock laufen«, schildert seine Frau, »und er gewann endlich seinen Humor wieder zurück.« Als beide bald darauf ihren 20. Hochzeitstag begehen, kann Thorsten G. schmerzfrei und ausgelassen feiern.

Hilfe ... meine Eltern sind mörderische Doppelgänger!

Die elfjährige Luzia B. wächst mit ihren Eltern in der Nähe von Rom auf, und sie scheint ein glückliches Kind zu sein. Die kaukasische Familie übersiedelte vor einigen Jahren nach Italien, dies stellte aber für Luzia kein emotionales Problem dar. Sie fand leicht Anschluss an Gleichaltrige und absolviert die Schule mit guten Noten. Lediglich etwas scheu und zurückgezogen sei Luzia immer schon gewesen, berichten die Eltern später dem Arzt.

Rückzug ins Schneckenhaus

Doch etwa seit ihrem zehnten Lebensjahr hat Luzia sich verändert. Sie wirkt gehemmter, stärker als bisher in sich gekehrt. Ihr Antrieb und ihre Aktivität erlahmen, sie nimmt nur noch an wenigen schulischen Veranstaltungen außerhalb des eigentlichen Unterrichts teil. »Es ist, als ob sie sich in ihr eigenes emotionales Schneckenhaus zurückgezogen hätte«, so beschreibt ihre Mutter diesen Zustand. Manchmal haben die Eltern sogar den Eindruck, dass ihr Kind eine unergründliche Angst vor ihnen hat – ohne dass die liebevollen Eltern dafür einen realen Grund liefern.

Eine Elfjährige in heilloser Panik

Doch dann nimmt Luzias seelische Entwicklung einen dramatischen Verlauf. Die Eltern verreisen für einige Tage ohne ihre Tochter. Als sie wieder in ihr Haus zurückkehren und ihre Tochter freudig begrüßen, gerät die Elfjährige in entsetzliche Panik. Sie hat den fürchterlichen Verdacht – so schildert sie ihre Gefühle und Ängste später in der Klinik –, dass ihre Eltern durch Doppelgänger ausgetauscht worden seien. Diese »falschen Eltern« sehen zwar genau so aus wie ihre Eltern vor der Reise und sie benehmen sich auch so. Aber dahinter lauert nach unumstößlicher Meinung von Luzia ein fürchterliches Täuschungsmanöver, das nur ein Ziel hat: Diese Doppelgänger wollen den günstigsten Zeitpunkt abwarten und sie dann töten. Sie weiß sogar schon, wie dies geschehen wird: Die heimtückischen Verbrecher in der lebensechten Maske ihrer Eltern werden sie vergiften. Das ganze Weltbild der kleinen Luzia bricht krachend in sich zusammen.

Mysteriöse Stimmen warnen sie

Die Eltern sind völlig verzweifelt. Sie wissen zwar nicht genau, was für grausige Ahnungen und Szenen sich in Luzias Vorstellungswelt abspielen. Aber sie spüren ihre Todesangst, wollen sie mit gutem Zureden und körperlicher Zärtlichkeit zurück in die Realität holen. Diese gut gemeinten Versuche scheitern jedoch. Mehr noch: Sie bekräftigen Luzia in der Gewissheit, dass es sich bei diesen Doppelgängern um ganz besonders gewiefte Lügner handelt, die ihr erst eine heile Welt vorgaukeln und sie dann vernichten wollen. Das Mädchen ist über Tage von einem Gefühlsstrudel aus Angst, Misstrauen und Ohnmacht mitgerissen. Es hat akustische Halluzinationen: Stimmen flüstern ihm ein, dass sein Tod beschlossene Sache sei. Luzia versteckt sich, kann vor Furcht nicht schlafen, weicht den Eltern aus und belauscht deren Gespräche, um das Komplott aufzudecken. Die brutale Doppelgänger-Illusion hält sie im seelischen Würgegriff.

Endlich bringen die ratlosen und völlig aufgelösten Eltern Luzia in die Neuropsychiatrische Abteilung des Kinderkrankenhauses Bambino Gesù in Rom. Die Elfjährige wirkt bei der Aufnahme extrem verängstigt. Ein emotionaler und verbaler Kontakt zu ihr lässt sich nur schwer herstellen. Sie vermeidet sogar den Blickkontakt, beschreiben die Kinderpsychiater um Luigi Mazzone diesen aufsehenerregenden Fall im *Journal of Medical Case Reports*. Sämtliche körperlichen Untersuchungen, Bluttests und auch eine Magnetresonanztomografie-Untersuchung des Gehirns ergeben keinen Befund.

Wahn und Halluzinationen

Die wahnhafte Verfolgungsangst des Kindes, die halluzinativ-flüsternden Stimmen: Dies lässt ein psychiatrisches Krankheitsbild vermuten, das paranoid-halluzinative Psychose genannt wird. Paranoid bezeichnet dabei die Wahnideen oder Wahnvorstellungen. Etwa, verfolgt und beschattet zu werden, vom Geheimdienst beobachtet zu werden. Die Halluzinationen sind bei vielen Patienten mit diesem Krankheitsbild akustischer Natur (oft Stimmen, wie bei Luzia). Es kann sich dabei aber auch um nicht reale Bilder oder Körperempfindungen handeln wie etwa das Gefühl, mit glühenden Zangen gezwickt zu werden. Im Langzeitverlauf erhalten Patienten, die psychotische Symptome zeigen, oft die Diagnose einer Schizophrenie.

Botenstoffe sind schuld

Psychosen können verschiedene, auch hirnorganische, Ursachen wie etwa Hirnverletzungen haben. Den meisten Fällen liegt aber nach heutigem wissenschaftlichen Konsens ein Ungleichgewicht der Hirnbotenstoffe (Neurotransmitter) Dopamin, Serotonin und Noradrenalin im Gehirn zugrunde, wobei dem Dopamin bei Psychosen eine besonders wichtige Rolle zukommt.

Diagnose mit extremem Seltenheitswert

Doch mit einem vorschnellen (und prognostisch nicht sehr günstigen) Urteil wollen sich die römischen Kinderpsychiater bei Luzia nicht zufriedengeben. Geduldig und vorsichtig brechen sie den seelischen Angstpanzer der Elfjährigen auf. Sie nutzen dabei ein subtiles psychiatrisches Instrumentarium aus Gesprächen, Spielen mit Figuren und Situationen etc., um das Innenleben des Mädchens zu ergründen. Erst dann stellen sie eine psychiatrische Diagnose mit hohem Seltenheitswert: Luzia leidet offenbar unter einem sogenannten Capgras-Syndrom. Absolut charakteristisch für diese psychiatrische Erkrankung ist die subjektiv unabänderliche Gewissheit, dass die wichtigsten Bezugspersonen durch böswillige, oft gewalttätige Doppelgänger ausgetauscht worden seien.

Erwacht aus dem bösen Traum

Die Ärzte beginnen bei dem Mädchen eine Therapie mit einem Neuroleptikum, das das Chaos des Neurotransmitterstoffwechsels im Gehirn normalisieren soll. Ein Teilerfolg: Die wahnhaft-panische Todesangst vor den Eltern klingt allmählich ab und verschwindet. Aber Luzia bleibt in sich gekehrt, zurückgezogen, misstrauisch, antriebsarm. Bei ihr überlagern sich offenbar das Capgras-Syndrom und eine schon vorher bestehende kindliche Depression. Deshalb schlägt das Neuroleptikum auch nur bedingt an. Die Kinderpsychiater verordnen zusätzlich ein Antidepressivum, das den Antrieb verbessern und die dunkle Stimmung aufhellen soll. Kein risikoloses Unterfangen, denn die Kombination beider Präparate kann riskante Nebenwirkungen entfalten. Doch Luzia hat diesmal Glück. Sie verträgt die Medikamente gut. Das Mädchen verliert die Angst vor den Eltern, nimmt wieder am Schulsport teil, unternimmt private Dinge mit seinen Freundinnen. Die Erlebnisse in der akuten Krankheitsphase beschreibt Luzia inzwischen »wie einen bösen Traum, aus dem ich erwacht bin«.

Küsse nahmen ihr den Atem

Als die 18-jährige Gärtnerin Carolyn C. am Morgen des 28. Mai 2012 zur Arbeit läuft, fühlt sie sich so glücklich wie lange nicht mehr. Ihr neuer Job bei einer Landschaftsgärtnerei nahe Boston im US-Bundesstaat Massachusetts macht ihr großen Spaß, und vor drei Wochen hat sie sich frisch verliebt. Die kleinen Bläschen an ihrer Lippe, die beim Küssen etwas schmerzen, können ihr Glück nicht trüben. Keinerlei Warnzeichen deuten das Drama an, das Carolyn bevorsteht. Sie ahnt nicht, dass sie bereits in wenigen Tagen in einer Klinik um ihr Leben kämpfen wird.

Zuerst Fieber ...

Am Abend bekommt Carolyn C. Halsschmerzen und leichtes Fieber. Obwohl sie in der Nacht stark schwitzt, ihr Brustkorb schmerzt und sie kurzzeitig nach Luft ringt, nimmt sie dies auf die leichte Schulter. Sie hält die Symptome für Anzeichen eines grippalen Infektes und inhaliert mit dem Inhalator eines Bekannten. Die Beschwerden verschwinden tatsächlich – für kurze Zeit.

Doch bereits drei Tage später kehren die Alarmsignale zurück, deutlicher und besorgniserregender als zuvor. Ihr Fieber steigt auf 39 Grad Celsius. Carolyn sucht daraufhin die Ambulanz einer Klinik auf, doch die Ärzte dort erkennen den Ernst der Lage nicht. Sie verschreiben ihr ein Antibiotikum und einen eigenen Inhalator und schicken sie wieder nach Hause.

... dann wird die Luft knapp

Ein fataler Irrtum. Schon nach zwei Tagen lässt sich Carolyn von ihrem neuen Freund in eine zweite Klinik bringen. Ihr Zustand hat sich inzwischen dramatisch verschlechtert: Sie wird von heftigen Husten- und Atemnotattacken geschüttelt, erbricht weißen Schleim, ein zunächst leichter Durchfall und die Luftnot werden in rasanter Geschwindigkeit stärker.

Bei der körperlichen Untersuchung und der Auskultation, dem Abhören des Brustkorbs per Stethoskop, fallen neben der ausgeprägten Luftnot pfeifende Atemgeräusche auf. Carolyns Fieber steigt auf fast 40 Grad Celsius und bleibt dann kontinuierlich auf diesem lebensgefährlich hohen Niveau. Das Röntgen des Brustkorbs zeigt eine milchige, wie von Wolken umhüllte Lunge – ein deutliches Indiz für eine Lungenentzündung. Aber wo liegt deren Ursache?

Die Zecke hat keine Schuld

Die Ärzte beginnen, das diagnostische Puzzle neu zusammenzufügen. Eine Allergie als mögliche Ursache oder der Kontakt mit Pilzsporen in der Gärtnerei könnte zwar die Luftnot erklären, nicht aber das hohe Fieber und die milchige Verschattung der Lunge. Beides deutet auf eine infektiöse Ursache hin, aller Wahrscheinlichkeit nach mit einem bakteriellen Erreger. Nach dem Hinweis der jungen Frau, sie habe vor einer guten Woche eine Zecke an ihrem Bauch gefunden, werden durch den Parasiten übertragene Borrelien als Wurzel des Übels vermutet. Ergebnis des Borreliose-Tests: negativ.

Die Mediziner beginnen eine Therapie mit Antibiotika, die gegen die häufigsten und wahrscheinlichsten Keime einer Lungenentzündung wirken. Gleichzeitig untersuchen sie die Patientin auf eine mögliche Immunschwäche, ausgelöst durch den HIV-Erreger. Der HIV-Test ist negativ. Und die Antibiotika versagen.

Ein Computertomogramm bekräftigt den Befund einer Lungenentzündung. Die Ärzte sehen sich mit ihrer antibiotischen Behandlung auf dem richtigen Weg und wechseln lediglich die Antibiotika.

Der nächste diagnostische Irrweg

Nach zwei weiteren Tagen versagt trotz der hoch dosierten antibiotischen Therapie Carolyns Lungenfunktion. Sie wird intubiert und künstlich beatmet. In der Spülflüssigkeit der Lunge finden sich keine bekannten oder zu erwartenden Krankheitserreger – die Ärzte sind ratlos.

In dieser lebensbedrohlichen Situation verlegen sie die junge Frau schließlich ins renommierte Massachusetts General Hospital, berichten die von nun an behandelnden Ärzte um Dr. David P. Hunt und Victorine V. Muse im *New England Journal of Medicine.* Dort richten die Ärzte erstmals ihr Augenmerk auf die winzig kleinen und inzwischen verkrusteten Lippenbläschen der Patientin – und wagen eine kaum wahrscheinliche These. Es ist nicht mehr als ein Strohhalm, an den sie sich in dieser nahezu aussichtslosen Situation klammern: Wäre es denkbar, dass es sich bei dem lebensgefährlichen Krankheitsbild um eine generalisierte Infektion mit dem Herpes-simplex-Virus handelt? Also eine banale Lippenherpes-Erkrankung, die durch engen Kontakt etwa beim Küssen übertragen wird und die viele von uns bereits durchgemacht und problemlos überstanden haben? Warum aber haben sich die Viren bei dieser Patientin in den Körper und die Lunge ausgebreitet, obwohl ihr Immunsystem intakt ist und eine immunschwächende HIV-Infektion ausgeschlossen wurde?

Bestätigter Virusverdacht

Doch die Herpes-Virus-These wird gestützt vom neuen Freund der jungen Frau, der auf Nachfragen berichtet, seit Langem immer mal wieder unter Lippenbläschen zu leiden. Bei erneutem Spülen der Lunge und bei der jetzt zielgenau auf Herpes-simplex-Viren gerichteten Untersuchung der Lungenflüssigkeit werden die Ärzte tatsächlich fündig. Sie weisen die Viren nach. Die sofort eingeleitete Therapie mit einem Antivirusmedikament, das der Infusionslösung zugesetzt wird, schlägt unmittelbar an. Innerhalb von 48 Stunden kann Carolyn wieder ohne Beatmungsgerät atmen, ihr Allgemeinzustand bessert sich schlagartig. Allerdings hat die unnötig lange unerkannt gebliebene Virusinfektion die Nerven in Carolyns Bein geschädigt: Sie kann besonders den linken Fuß nur schwer heben. Auch die Kurzatmigkeit besteht bei der ersten Nachuntersuchung noch immer, berichten die Ärzte. Also nur eine sogenannte Defektheilung und damit lediglich ein Teilerfolg für die Medizin – aber: Carolyn C. hat überlebt.

Das Herz steht still nach dem Ramadan

Der 53-jährige Familienvater lebt als strenggläubiger Muslim mit seinen Kindern und seiner Frau nach den Regeln des Islams. So hat er selbstverständlich während des Fastenmonats Ramadan von Sonnenaufgang bis Sonnenuntergang nichts gegessen und getrunken. Am Abend vor seiner Klinikeinweisung im August 2012 war der Fastenmonat zu Ende gegangen. Mustafa Ö. hat das Fastenbrechen am Ende des Ramadans mit einem üppigen Schlemmermahl gefeiert.

Drama im Schlafzimmer

Am darauffolgenden Morgen bringt ihn seine Frau, begleitet von mehreren Kindern, in die kardiologische Ambulanz des Sint Franciscus Gasthuis in Rotterdam. Die Ehefrau ist in größter Sorge, denn in der Nacht und in den Morgenstunden hatten sich im Schlafzimmer der Eheleute dramatische Szenen abgespielt. Mustafa Ö. wurde mehrfach bewusstlos. »Er war stumm in sich zusammengesunken, bewegte sich nicht mehr und blickte starr an die Decke. Sein Atem stockte immer wieder«, berichtet die völlig aufgelöste Frau. Ihr Mann selbst kann sich an die Vorfälle der vergangenen Nacht nicht erinnern.

Als Muslim trinkt der Patient keinen Alkohol. Auch die Frage nach etwaigem Drogenkonsum verneint er. Nach eigener Aussage war er bisher immer kerngesund, er muss keine Medikamente regelmäßig einnehmen. Die Mediziner untersuchen ihn körperlich sorgfältig und nehmen Blut für diverse Tests ab.

Doch bereits kurz nach der Ankunft im Krankenhaus wird die Lage erneut kritisch: Der Patient verliert vor den Augen der Ärzte und des medizinischen Personals das Bewusstsein. Da inzwischen EKG-Elektroden angeschlossen wurden und ein Überwachungsmonitor seine Kreislauf- und Atemfunktion kontrolliert, können die Ärzte die Ursache der Ohnmacht sofort identifizieren. Es ist eine lebensbedrohliche Herzrhythmusstörung aufgetreten. Diese Arrhythmie, von Experten als ventrikuläre Tachykardie bezeichnet, setzt die große linke Herzkammer außer Gefecht und kann in ein tödliches Kammerflimmern münden.

Dem Tod ins Auge gesehen

Und genau das passiert: Es tritt ein Kammerflimmern auf. Das Herz steht steht funktionell still und transportiert kein Blut mehr durch die Blutgefäße. In diesem Moment ist Mustafa Ö. praktisch »herztot«. Die Ärzte retten sein Leben, indem sie ihm sofort mit einem Defibrillator einen kräftigen elektrischen Schock verpassen und damit die Herzmuskelzellen wieder in einen gleichzeitigen, elektrisch harmonischen Takt bringen.

Zurück ins Leben, aber ...

Der Patient kehrt nach seinem Herzstillstand und kurzzeitigen Herztod ins Leben zurück. Sofort per Infusion gegebene Medikamente verhindern ein erneutes Kammerflimmern. Er ist wieder bei Bewusstsein, reagiert auf Ansprache und beantwortet sogar Fragen.

Aber wie kann bei einem Kranken, der bereits in der Klinik überwacht wird und bei seiner Einlieferung keinesfalls wie ein Notfallpatient wirkte, das Herz so unvermittelt stehen bleiben?

Seltenes Erbe

Die erfahrenen Kardiologen nehmen die EKG-Herzstromkurven noch einmal ganz genau unter die Lupe. Und jetzt fällt ihnen etwas auf, das ihnen vorher entgangen war: Es finden sich winzige, aber charakteristische Veränderungen. Diese Zeichen weisen auf eine extrem seltene Herzerkrankung hin: das sogenannte Brugada-Syndrom, berichten die Ärzte um Dres. Sweder van de Poll und Shmaila Talib.

Blockierte Herzsignale

Bei dieser Rarität unter den lebensgefährlichen Herzkrankheiten finden sich in den Herzmuskelzellen genetisch veränderte Proteine (Eiweiße), die die subtil aufeinander abgestimmte elektrische Tätigkeit

der Herzmuskulatur ins Chaos stürzen. Denn nur eine unglaublich fein abgestimmte elektrische Erregung der Herzmuskelzellen gewährleistet ja, dass sich bei jedem Herzschlag alle Zellen der Herzmuskulatur in derselben Millisekunde zusammenziehen und wieder entspannen. Nur so kann ein gesunder Herzschlag das Blut in die Aorta und von da durch die Arterien in alle Organe pumpen.
Beim Brugada-Syndrom ist auf eine komplizierte Weise der Strom von elektrisch geladenen Natrium- und Kaliumteilchen (Ionen) in den Herzzellen durch die Eiweiße gestört. Mikroskopische kleine Signalkanäle in den Herzmuskelzellen werden dadurch blockiert. Der Herzrhythmus gerät ohne jegliche Frühwarnzeichen durcheinander. Typisch für dieses Herzleiden sind zwei Dinge: Das Syndrom wird vererbt. Und es trifft Menschen wie Mustafa, die keine Ahnung von der Gefahr haben, in der sie schweben.

Das Schlemmermahl war schuld

Warum erlitt der muslimische Patient seine erste Herzattacke ausgerechnet nach dem Ende des Ramadans? Bereits kleine Störfaktoren können ein Brugada-Syndrom auslösen. Zu diesen Risikofaktoren gehört auch ein plötzlich ansteigender Spiegel des zuckerregulierenden Hormons Insulin.

Jetzt lässt sich die Kettenreaktion bis zum Herzstillstand lückenlos rekonstruieren. Das Festmahl ließ den Insulinspiegel im Blut hochschnellen. Die Brugada-Proteine verstopften daraufhin die Ionenkanäle im Herzmuskel. Das Herz schlug arrhythmisch und stand schließlich still. Bei den ersten nächtlichen Attacken setzte es sich noch von allein wieder in Gang – in der Klinik nicht mehr.

Die Ärzte stabilisieren den Herzrhythmus des 53-Jährigen mit Medikamenten. Dann implantieren sie ihm einen automatischen Defibrillator, der den muskulären Lebensmotor bei einem künftigen Herzstillstand sofort wieder elektrisch anwirft. Bei mehreren Nachuntersuchungen ist der Mann gesund. In Zukunft will er trotzdem maßvoller schlemmen, gelobt er.

Schwarze Krusten aus den Tropen

Der 14-jährige Kevin B. verlebt unbeschwerte Sommerferien. Er ist braun gebrannt, denn er kehrte erst vor drei Tagen mit seiner Familie von einem zweiwöchigen Thailand-Urlaub zurück. Jetzt tobt er mit Freunden im heimischen Schwimmbad bei Hamburg, stürzt eine hohe Wasserrutsche hinab – und schlägt mit dem Kopf auf den Beckenrand. Er hat eine blutende Hautwunde, die vom Hausarzt mit einigen Stichen genäht wird. Wegen einer möglichen Tetanusinfektion wird sicherheitshalber die bestehende Impfung aufgefrischt. Eine Routinesache. Innerhalb weniger Tage wird Kevin wieder kerngesund sein, so die Prognose.

Am nächsten Tag leidet Kevin unter starken Kopfschmerzen. Seine Kinder- und Jugendärztin hegt zuerst den naheliegenden Verdacht auf eine Gehirnerschütterung. Sie verordnet ihm einige Tage Bettruhe und schließt eine Schädelfraktur per Röntgen aus.

In der Nacht aber verschlechtert sich Kevins Zustand auf unerklärliche Weise dramatisch: Der Jugendliche bekommt hohes Fieber, außerdem läuft dünnflüssiges Sekret aus seiner Nase. Diese alarmierenden Symptome sind durch den Sturz oder eine Gehirnerschütterung nicht zu erklären – das Fieber deutet auf eine schwerwiegende Infektion unbekannter Ursache hin.

Die Kinderärztin ist alarmiert. Sie macht einen Hausbesuch bei Kevin, dessen Temperatur inzwischen auf über 40 Grad Celsius angestiegen ist, so Dr. Katrin Fähndrich und ihr Kollege Dr. Thomas Nüsslein von der Gemeinschaftsklinik Koblenz-Mayen im Medizinjournal *Klinische Pädiatrie*. Erst jetzt berichten die Eltern von ihrem Thailand-Urlaub. Kevin hat Glück im Unglück: Die Kinderärztin hat einige Monate in Ghana praktiziert und denkt mit erfahrenem Instinkt sofort an eine Tropenkrankheit. Sie veranlasst eine Blutuntersuchung am Hamburger Bernhard-Nocht-Institut für Tropenmedizin und weist Kevin in die infektiologische Spezialabteilung eines Krankenhauses ein.

Verdacht auf Leukämie

Dort fällt erstmals ein merkwürdiger Hautausschlag auf, dessen Muster sich mit keiner in dieser Klinik bisher behandelten Erkrankung deckt. Die dringlich erwarteten Ergebnisse der tropenmedizinischen Blutuntersuchung treffen ein – doch sie lösen das diagnostische Rätsel nicht, sondern machen den Fall noch mysteriöser. Eine tropische Malaria (Malaria tropica) kann aufgrund der Bluttests sicher ausgeschlossen werden, ebenso das seltene, aber gefährliche Denguefieber.

Als einzig verwertbare Spur finden sich in diesem Stadium stark erhöhte Leberwerte (unter anderem Transaminasen wie GOT und GPT), die Milz ist prall angeschwollen. Dies könnte auch auf den untypischen Verlauf einer unerkannten akuten Leukämie deuten. Kevin muss sich einer schmerzhafter Beckenkammbiopsie unterziehen, bei dem das gewonnene Knochenmark auf Leukämiezellen untersucht wird. Dann die erlösende Nachricht: Er hat keine Leukämie.

Dramatische Entwicklung

Doch was steckt hinter dem Krankheitsbild, das sich dramatisch entwickelt? Die Infektiologen sind ratlos und verzweifelt zugleich. Kevins Zustand verschlechtert sich von Stunde zu Stunde. Bei einem kurzen Toilettenbesuch mit Pflegerhilfe bricht er zusammen. Er hängt kontinuierlich an Infusionen. Das unverändert hohe Fieber über 40 Grad Celsius lässt seinen Körper glühen. Er ist verwirrt, kaum noch ansprechbar. Mit Hochdruck ermitteln die Tropenmediziner weiter, führen weitere Bluttests durch. Eine Leishmaniose, eine weitere gefürchtete Tropenkrankheit, wird ebenfalls ausgeschlossen.

Kevin ringt mit dem Tod. Das Fieber hat sein Nervensystem angegriffen, er fantasiert in wirren Fieberträumen. Die Eltern zermartern sich den Kopf, schließlich fällt dem Vater noch ein Detail ein: Sein Sohn habe bei einer Safari am letzten Urlaubstag kurz in einem tropischen Fluss gebadet. Die Tropenmediziner schalten sofort, denken an die Krankheit Bilharziose. Dabei dringen Larven von Erregern, sogenannte Schistosomen, durch die Haut in den Körper ein und verursachen Schäden im Urogenitaltrakt, aber auch an Leber und Milz. Bei schwerem Verlauf kommt es zu Fieber und Verwirrtheit – diese Diagnose könnte also die richtige sein. Aber die Laborresultate sind ernüchternd. Es werden keine Bilharzioseerreger nachgewiesen.

Exotischer Erreger

Kevin liegt in einem Zustand halber Bewusstlosigkeit in der Klinik, fiebert unverändert hoch, scheint kaum noch eine Überlebenschance zu haben. Kein Antibiotikum spricht an, keine fiebersenkenden Mittel wirken mehr. Da bringt eine merkwürdige Veränderung der Hautausschläge die Wende: Das Ekzem bildet plötzlich dicke, schwarze, teerartige Krusten. Ein Hamburger Tropenmediziner erinnert sich, von diesem seltsamen Phänomen bereits gehört zu haben. Es tritt typischerweise bei der extrem seltenen Infektion mit einem Erreger auf, der den exotischen Namen Orienta tsutsugamushi trägt und durch Larven in tropischen Flüssen übertragen wird. Wenige Minuten Aufenthalt in einem kontaminierten Gewässer können bereits zur Infektion führen.

Lohnender Diagnosemarathon

Ein sofortiger Antikörpertest auf den seltenen Keim bestätigt den Verdacht. Der direkte Erregernachweis in den schwarzen Hautkrusten bringt endlich Klarheit: Kevin leidet am Tsutsugamuchi-Fieber, das in Deutschland erst einmal 2004 und davor in den Achtzigerjahren einmal auftrat. Dabei dringen die Keime, sogenannte Rickettsien, durch die Haut in den Körper ein und befallen nach und nach die Innenhaut (Endothel) sämtlicher Blutgefäße. Mindestens jeder Fünfte der Infizierten stirbt trotz aller Therapiebemühungen.

Doch Kevins Geschichte geht gut aus, der diagnostische Marathon hat sich gelohnt. Die Ärzte stellen einen maßgeschneiderten Antibiotikacocktail zusammen, der die Keime des Tropenfiebers tatsächlich abtötet. Innerhalb von Stunden erholt sich Kevin, das Fieber fällt rasant. Nach einer Woche hat sich sein Zustand so weit stabilisiert, dass er nach Hause entlassen werden kann.

Das Mädchen und die zuckenden Blitze

Die 13-jährige Engländerin Jessica A. hat schon mehrfach ihren Hausarzt aufgesucht, weil sich vor ihren Augen merkwürdige Dinge abspielen. An den Seiten ihres Gesichtsfeldes tauchen plötzlich und ohne Vorwarnung flackernde Lichter auf, Blitze zucken vor ihren Augen. Manchmal sieht sie ihre Umwelt verschwommen, dann wieder klar. Auch die Farben ihrer Umgebung scheinen sich zu verändern. Manchmal sieht die Umwelt in Jessicas Augen grau in grau aus, dann wieder ist die Welt in buntes Licht getaucht. Besonders störend: Seit Kurzem nimmt Jessica die Außenwelt wie mit Scheuklappen wahr. Während sie die Dinge im inneren Bereich ihres Blickfeldes klar erkennt, sieht sie die Dinge am äußeren Rand des Blickfeldes unscharf oder übersieht sie völlig.

Verstörende Bilder

Sie selbst kann sich keinerlei Reim auf diese verstörenden Bilder machen. Doch weit mehr als diese merkwürdigen Sinneseindrücke plagen sie starke Kopfschmerzen, die sie kontinuierlich quälen und immer stärker werden. Der Hausarzt ist offenbar überfordert. Er zieht Drogenkonsum in Betracht und fragt die junge Patientin nach Übelkeit oder Erbrechen. Als sie verneint, stellt er die (Fehl-)Diagnose banaler Kopfschmerzen in der Pubertät und hormonell bedingter Sinnestäuschungen – denn das Mädchen hat vor Kurzem zum ersten Mal seine Periode bekommen.

Jessicas Eltern aber sind aufgeschreckt und beunruhigt, zumal die mysteriösen Sehphänomene an Intensität zunehmen und die Kopfschmerzen sich nicht bessern. Sie bringen ihre Tochter in die Neurologische Abteilung des St. George's Hospital in London. Dort gehen endlich versierte Neurologen aufmerksam auf Diagnosesuche, denn sie hegen einen besorgniserregenden Verdacht. Die Kombination von Sehstörungen und Kopfschmerzen kann auf einen Hirntumor hindeuten – darauf hätte auch der Hausarzt kommen können.

Ein ganz normales Mädchen ...

Einige Indizien eines Hirntumors fehlen allerdings: Jessica zeigt keinerlei mentale oder psychische Veränderung. Sie wirkt im Arztgespräch aufmerksam und konzentriert, reagiert freundlich und zugewandt, ist auch nicht ansatzweise aggressiv. Sie kann alle Daten zu ihrer Person präzise angeben. Die Kraft der Arm- und Beinmuskeln, die ja von Hirnzentren über Nervenleitungen ihre Impulse erhalten, ist völlig normal. Auch die Berührungsempfindlichkeit der Haut und die Koordination komplexer Bewegungsabläufe zeigen keinerlei Auffälligkeiten.

Alarmsymptom im Auge

Erst bei der Feinuntersuchung von Jessicas Augen läuten bei den Medizinern die Alarmglocken. Sie spiegeln den Augenhintergrund. Diese Untersuchung liefert wichtige Informationen nicht nur über das Auge selbst, sondern auch über den Sehnerv mit der angrenzenden Netzhaut – und damit über die vorderen Bereiche des Gehirns. Der Sehnerv stellt das direkte Verbindungskabel zwischen Auge und Gehirn dar. Durch ihn wird die visuelle Information vom Auge zum Gehirn weitergeleitet. Er besteht aus ca. 1,2 Millionen Nervenfasern. Alle Nervenfasern verlassen das Auge über den Sehnervenkopf, die sogenannte Papille. Ausgerechnet hier stellt das Team aus Augenärzten und Neurologen deutliche Schwellungen fest. Dies gilt als Warnzeichen dafür, dass der Innendruck im Schädel, der Hirndruck, erhöht ist – klassisches Symptom eines Hirntumors.

Fruchtbares Gespräch

Allein durch die sehr genaue Beobachtung des jungen Mädchens und seine Fähigkeit, die eigenen Sinneswahrnehmungen plastisch zu schildern, gewinnen die Mediziner – ganz ohne Hightech – weitere Informationen zur vermuteten Hirngeschwulst.

Die Einschränkung des Gesichtsfeldes, durch die Jessica die Welt »wie von Scheuklappen abgeschirmt« sieht, gibt Hinweise auf den

Sitz des Tumors. Ärzte bezeichnen dieses Phänomen der beschränkten Sicht im Außenbereich mit dem Fachbegriff bitemporale Hemianopsie. Die diagnostische Schlussfolgerung: Der Hirntumor ist aller Wahrscheinlichkeit genau dort gewachsen, wo sich die Nervenfasern der rechten und linken Sehnerven kreuzen. Die Blockade der Sehimpulse durch den Tumor genau an dieser Stelle würde die veränderten in der Mitte scharfen und an beiden Rändern verwaschenen Seheindrücke erklären.

Gute Nachricht, schlechte Nachricht

Die Ärzte fertigen zunächst ein Computertomogramm (CT) des Kopfes an; damit kann man die knöchernen Strukturen des Schädels am besten beurteilen. Es folgt eine Kernspintomografie, die das Gehirn selbst mit seinen Blutgefäßen scharf und plastisch abbildet. Die Verdachtsdiagnose bestätigt sich, so die Londoner Ärzte Dres. Robert Corns, Lamia Nayeb und und Andrew Martin vom St. George's Hospital in den Fallberichten des *British Medical Journal*. Exakt im Bereich der Sehnervenkreuzung ist ein Tumor gewachsen. Nach der Lokalisation und Form handelt es sich bei der Geschwulst um ein sogenanntes Kraniopharyngeom. Das Gewebe, aus dem sich später dieser Tumor mit dem exotischen Namen entwickelt, ist schon bei der Geburt im Kopf angelegt. Die gute Nachricht: Ein Kraniopharyngeom ist gutartig. Die schlechte: Es sitzt extrem ungünstig inmitten wichtiger Hirnstrukturen.

Die Hypophyse: winzig, aber mächtig

Genau oberhalb der Sehnervenkreuzung liegt nämlich die Hirnanhangsdrüse, die Hypophyse. Diese winzige, nur etwa 600 Milligramm wiegende Drüse stellt eine mächtige Steuerzentrale der Hormone dar. Sie reguliert in einem komplizierten Regelkreis Wachstum, Fortpflanzung und Stoffwechsel. Ein Kraniopharyngeom kann deshalb auch schwere Hormonstörungen verursachen. Glücklicherweise hat der Tumor bei Jessica die Hypophyse verschont.

Bei ihr hat die Hirngeschwulst »nur« die Sehnerven gequetscht und teilweise zur Seite verdrängt. So lassen sich Scheuklappenblick, Lichtblitze und changierende Farbwahrnehmung erklären.

Auch für den immer stärker werdenden Kopfschmerz gibt es jetzt eine plausible Erklärung. Das Tumorgewebe hat die Hohlräume ausgefüllt, in denen das Nervenwasser zirkuliert. Wenn diese sogenannten (Hirn-)Ventrikel verstopft sind, presst der erhöhte Innendruck im Kopf das Gehirn und löst unerträglichen Kopfschmerz aus.

Riskanter Eingriff mit Happy End

Es bleibt keine Wahl – der Hirntumor muss herausoperiert werden. Jessica und ihre Eltern sind sich der Operationsrisiken bewusst. Ein Eingriff an dieser Stelle kann beim geringsten Fehler der Operateure, aber auch bei nur minimalen anatomischen Abweichungen Gehirnstrukturen wie die Hypophyse schädigen oder gefährliche Blutungen auslösen. Knapp ein Fünftel der Patienten überlebt die Operation nicht. Doch nach Stunden quälender Abwägung geben Jessica und ihre Eltern ihr Einverständnis. »Dies ist wohl die einzige Chance ...«, meinen sie.

Die Neurochirurgen operieren perfekt und können den Tumor in einem mehrstündigen Eingriff vollständig entfernen. Das Mädchen wird sicherheitshalber nachbestrahlt. Es wird bald darauf als geheilt entlassen. Nachuntersuchungen liefern keinen Hinweis auf neues Tumorwachstum oder Hormonstörungen. Ein gutes Jahr nach der Operation ist die junge Engländerin immer noch völlig beschwerdefrei und versucht, die Tortur allmählich zu vergessen.

Der Stift, der für 15 Jahre im Kopf verschwand

Nach über einem Jahr geduldig ertragenen Martyriums hält ein 24-jähriger Afghane seine ständigen hämmernden Kopfschmerzen nicht mehr aus. Da auch seine Nase seit einiger Zeit ständig Sekret absondert, sucht er endlich einen Arzt auf. Dem erzählt er, dass er schon seit einiger Zeit nicht mehr gut sehen kann, speziell mit dem rechten Auge nimmt er die Umwelt schon länger nur noch verschwommen wahr.

Hilfe von der Uniklinik Aachen

Sein Arzt ahnt, dass die Dinge hier etwas komplizierter liegen, und überweist den jungen Mann aufgrund guter Erfahrungen an die Universitätsklinik in Aachen. Die erste Untersuchung und Befunddokumentation liefert noch wenig Aufsehenerregendes. Die HNO-Ärzte sehen bei der Spiegelung eine verkrümmte rechte Nasenscheidewand und eine ungewöhnlich voluminöse rechte Nasenmuschel. Ein Ophthalmologe findet eine besonders rechts verminderte Sehkraft und beschreibt, dass der Patient Doppelbilder wahrnimmt.

Prof. Frank Hölzle, seit 2011 Direktor der Abteilung für Mund-, Kiefer- und Gesichtschirurgie des Universitätsklinikums Aachen, lässt ein Computertomogramm des Schädels anfertigen. Was er und sein Team dann sehen, können sie kaum glauben: Im CT bildet sich im Schädel deutlich ein länglicher dünner Schatten ab – eindeutig ein Stift, der sich durch die vordere Kieferhöhle in den Kopf gebohrt hat. Der stiftförmige Fremdkörper hat auch eine Augenhöhle verletzt, berichtet Prof. Hölzle auf der 63. Jahrestagung der Deutschen Gesellschaft für Mund-, Kiefer- und Gesichtschirurgie im Mai 2013 in Essen.

Der Stift lag jahrelang im Kopf ...

Dieser Fall gehört nicht nur wegen des spitzen Fremdkörpers im Kopf zu den kuriosesten Erfahrungen der Medizin, sondern auch deshalb, weil die Krankengeschichte erst so spät gelöst wurde. Denn im wahrsten Sinne in den Blickpunkt der Aufmerksamkeit rückte der Stift ja erst, als Sehstörungen, Kopfschmerz und Nasentriefen den jungen Mann zum Arzt führten. Zu diesem Zeitpunkt musste er aber offensichtlich schon viele Jahre lang mit dem Stift im Kopf gelebt haben. Natürlich fragten die Ärzte bei ihm nach, nachdem sie die spektakulären CT-Aufnahmen gesehen haben. Aber erst nach intensivem Nachdenken kann der junge Mann sich an einen Vorfall erinnern: Damals war er neun Jahre alt und ging zur Schule. Er sei gestürzt, anschließend habe seine Nase heftig geblutet. Prof. Hölzle: »Wir können nur mutmaßen, wann und wie der Stift in den Schädel gelangt ist. Er muss aber mit großer Wucht, also etwa bei einem Sturz, in die Nase eingedrungen sein.«

Komplett in der Nase verschwunden ...

Danach verschwand der spitze Gegenstand offenbar vollständig im Hohlraum zwischen Nase und Kieferhöhle. Wie er dort über Jahre unbemerkt bleiben konnte, gehört zu den Mysterien der Medizin. An der Uniklinik Aachen öffnen die Operateure den Kopf ihres Patienten und holen den Stift aus seiner Höhle. Er war dort von Gewebe eingekreist und abgekapselt worden; vermutlich hatte diese Gewebshülle Verletzungen etwa von arteriellen Blutgefäßen verhindert.

Ein Bleistift, sieben Zentimeter lang, in gutem Zustand

Die Ärzte bestaunen nach dem Eingriff den sieben Zentimeter langen Bleistift, der den langjährigen Aufenthalt im Körper ziemlich unbeschadet überstanden hat. Nachdem der Stift herausoperiert ist, geht es dem jungen Afghanen rasch besser. Nach einer kurzen Erholungsphase verschwinden Kopfschmerz und Nasenlaufen. Nur die Sehschwäche lässt sich nicht mehr vollständig beheben. Aber der junge Mann gibt an, dass er gut damit leben kann. Und er wundert sich immer wieder, warum sich plötzlich so viele Mediziner und Journalisten für ihn interessieren ...

Spießige Diagnose

Wenn es um ausgefallene Varianten erotischer Stimulation geht, läuft die Fantasie mancher Menschen zu Hochform auf. Dafür nehmen die Liebhaber des Außergewöhnlichen gern Risiken in Kauf. So berichten Experten auf sexualmedizinischen Kongressen regelmäßig über Fremdkörper wie etwa einer Colaflasche (aus Glas), die von feinfühligen Chirurgen aus dem unteren Darmtrakt eines Patienten entfernt werden mussten, weil sie dort stecken geblieben waren. Kürzlich beschrieb ein Urologe auf einer Pressekonferenz den Fall eines Mannes, der dem Arzt schamrot seinen blau und rot angeschwollenen Penis zur Wundbehandlung präsentierte. Der Patient gab an, er habe in seiner Wohnung Staub gesaugt, rein zufälligerweise unbekleidet, und dabei sei das Prachtstück unbeabsichtigt in die Saugdüse geraten.

Spieß in der Röhre

Manchmal werden Patienten aber auch zu Unrecht verdächtigt, Opfer ihres eigenen Spieltriebs geworden zu sein – wie der folgende spektakuläre Fall zeigt.

Ein 63-jähriger Frührentner stellt sich in der Rettungsstelle des Unfallkrankenhauses Berlin vor. Der Mann gibt an, dass er am Abend zuvor beim Wasserlassen merkwürdige Schmerzen verspürt habe. Dann habe er einen kleinen Holzspieß bemerkt, der sich in der Öffnung der Harnröhre verkeilt hatte und festsaß. Er habe den etwa zweieinhalb Zentimeter langen Spieß beherzt herausgezogen und habe ihn auch mitgebracht. Er wolle sich aber untersuchen lassen, um sicherzugehen, dass keine medizinischen Risiken aufgrund des Zwischenfalls bestünden.

Tatsächlich: Da liegt der Holzspieß auf dem Untersuchungstisch. Der berichtende Arzt Dr. Norman Schöffel kommentiert: Er sei in diesem Moment quasi reflexhaft felsenfest davon ausgegangen, dass der

Holzspieß (warum auch immer) vom Patienten selbst an dieser ungewöhnlichen Stelle platziert worden sei.

Blase auf dem Monitor

Allerdings fällt schon beim Erstgespräch auf: Der Patient tritt selbstbewusst und ohne Scham auf, während Opfer missglückter sexueller Stimulation sich meist stark schämen und im Arztgespräch gehemmt und verschlossen wirken. Sollten die Angaben des Mannes also den Tatsachen entsprechen? Aber wie konnte ein Holzspieß von zweieinhalb Zentimetern Länge in die Harnröhre (und wieder heraus) kommen? Dafür liefert der Patient eine für ihn schlüssige Erklärung: Er habe in den vergangenen Tagen Rollmops gegessen und aus Versehen den Spieß mit verschluckt. Der Spieß müsse sich dann wohl irgendwie wieder seinen Weg nach draußen gesucht haben.

Gemeinsam mit seiner Oberärztin beschließt der behandelnde Arzt, dem skurrilen Fall auf den Grund zu gehen und zuerst eine Blasenspiegelung durchzuführen. Bei dieser Untersuchung mit dem Namen Urethrozystoskopie werden Harnröhre und Blase mit einer flexiblen Fiberglasoptik angesehen und auf einem Monitor dargestellt. Dabei fällt eine Öffnung an der Blasenhinterwand des Patienten auf, die dort normalerweise nicht existiert. Vermutlich stellt sie eine beim Gesunden nicht vorhandene anatomische Verbindung zum Dickdarm her; dies ist aber zum Zeitpunkt der Untersuchung noch Spekulation. Eine Darmspiegelung (Koloskopie) schließt sich an, um die genauen Ortsverhältnisse darzustellen und den Verdacht auf eine »Brücke« zwischen Harnblase und Dickdarm zu bestätigen oder zu widerlegen. Doch es zeigt sich kein auffälliger Befund und speziell keine Blasen-Darm-Verbindung. Also geht die Diagnostik in die nächste Runde.

OP unumgänglich

Die Chirurgen entschließen sich, den Bauchraum operativ zu öffnen. Dies ist die einzig sichere Möglichkeit einzuschätzen, wie die Wanderung des Holzspießes bis zum Ende des Harntrakts möglich war und ob dies weitere Risiken für den Patienten birgt. Jetzt offenbaren sich nach und nach die Ursachen für den Spieß-Zwischenfall. Der 63-Jährige leidet an einer chronischen Darmentzündung, die bisher weder erkannt worden ist noch Beschwerden verursacht hat. Der Entzündungsprozess hat sich inzwischen unbemerkt im Bauchraum ausgebreitet und auf die Blase übergegriffen.

Ungewöhnliche Verbindungswege

In entzündetem Gewebe bilden sich manchmal sogenannte Fisteln. Damit bezeichnen Mediziner Geweberöhren von einem inneren Hohlorgan zu einem anderen (oder zur Körperoberfläche), die normalerweise nicht bestehen. Durch derartige Röhrensysteme können Körpersekrete oder Fremdkörper an Stellen gelangen, an denen man sie nicht vermutet.

Wanderung aufgeklärt

Jetzt lässt sich die Wanderung des Spießes plausibel rekonstruieren. Nachdem der Mann den Rollmopsspieß verschluckt hatte, war das spitze Holzteil zunächst durch die Darmperistaltik bis in den Dickdarm transportiert worden. An der Fistel war der Spieß dann in die Harnblase eingedrungen. Die Blasenmuskulatur hatte ihn offenbar weiterbefördert und über die Harnröhre wieder nach draußen gedrückt – jedenfalls bis zu der Stelle, an der der Spieß dann manuell herausgezogen wurde.

In der weiteren Diagnostik zeigt sich, dass Ausstülpungen der Darmwand (Divertikel) offenbar die Entzündung im Gebiet von Darm und Blase ursprünglich auslösten und damit die eigentliche Wurzel des Übels darstellten.

Gefahr gebannt

Derartige Divertikel stellen ein hohes Risiko dar. Wenn eine Divertikelentzündung (Divertikulitis) auf den Bauchraum übergreift, besteht Lebensgefahr. Die Chirurgen entfernen deshalb bei dem Patienten ein etwa 30 Zentimeter langes Stück Darm, auf dem die Divertikel sitzen. Der Eingriff gelingt. Damit ist ein künftiges Gesundheitsrisiko durch die Darmausstülpungen endgültig gebannt. Die Erklärungen der Ärzte, wie der Holzspieß so spektakulär durch den Körper wandern konnte, nimmt der Patient erstaunlich gleichmütig zur Kenntnis. Er ist in erster Linie dankbar, dass kein weiteres Ungemach droht. Um Rollmops wird er künftig wohl einen weiten Bogen machen.

Der Tod kam auf leisen Schwingen

Vampire als blutsaugende, todbringende Mischwesen aus Mensch und Fledermaus spielen in den Mythen vieler Kulturen eine geheimnisvolle und furchterregende Rolle. Fledermäuse werden daher von manchen Menschen gefürchtet, obwohl es sich um großenteils harmlose Flugsäugetiere mit phänomenalem Echolot-Sinn und erstaunlichen sozialen Fähigkeiten handelt. Doch in seltenen Fällen können Fledermäuse tatsächlich auf leisen Schwingen den Tod bringen ...

Ein derartiger Zusammenhang kommt den Ärzten allerdings überhaupt nicht in den Sinn, als ein 63-jähriger Amerikaner aus einem ländlichen Farmgebiet im Nordosten der USA in die Klinik kommt. Der Mann war bis vor Kurzem gesund, abgesehen von einem medikamentös gut eingestellten Bluthochdruck, und leistungsfähig. An schwerwiegende Erkrankungen in seinem Leben kann er sich nicht erinnern.

Mysteriöse Panik

Doch seit einigen Tagen quälen ihn mysteriöse Symptome, die ihm unerklärlich sind. Er entwickelte eine geradezu panische Angst vor Flüssigkeiten und speziell vor Wasser. Seine vor Besorgnis völlig aufgelöste Frau schildert: »Schon beim Anblick eines gefüllten Wasserglases wird er von einem heftigen, unkontrollierbaren Würgereiz geschüttelt.« Seine extreme Angst vor Wasser hindert ihn sogar daran, sich zu waschen oder zu baden, ohne in Panik zu geraten.

Hat ein Moskito zugestochen?

Kurz bevor diese Angst erstmals auftrat, hatte der Mann Schmerzen in der Armmuskulatur bekommen, unter anderem im Ellenbogen, außerdem klagt er über ungewöhnliche Appetitlosigkeit. Bei der Erhebung der medizinischen Vorgeschichte fällt ihm zunächst überhaupt nichts Ungewöhnliches ein. Nach sorgfältigem Nachdenken gibt er an, dass er bereits vor drei Wochen eine juckende kleine Wunde an der Schulter bemerkt habe. Dort sei er wohl von einem Moskito oder einem anderen Insekt gestochen worden, sei aber wegen einer solchen Lappalie nicht zum Arzt gegangen.

Sprechen fällt immer schwerer

Seine Frau fügt hinzu, dass ihm seit Kurzem auch das Sprechen Mühe bereite und er die Worte weniger präzise artikuliere. Speziell seine völlig irrationale Wasserphobie macht beiden große Sorge. Als auch seine Sprachstörungen innerhalb von Stunden stark zunahmen, befürchtet er, einen Schlaganfall erlitten zu haben, und fährt in die Klinik.

Als die Ärzte dem Mann in der Klinik ein Glas Saft anbieten, bekommt er prompt heftige Luftnot und kann die Flüssigkeit nicht herunterschlucken. Erst nachdem er sie in hohem Bogen ausgespuckt hat, lässt das subjektiv lebensbedrohliche Erstickungsgefühl nach. Dieses merkwürdige und auffällige Symptom weckt zwar bei den Medizinern einen schrecklichen Anfangsverdacht, den sie aber nicht glauben wollen und noch durch nichts bestätigt sehen.

Denn bei der Klinikaufnahme waren die objektiv zu messenden Kreislaufparameter fast normal, lediglich der Puls des Mannes war leicht erhöht, ebenso die Körpertemperatur.

Neurologisch stimmt was nicht!

Allerdings ist der Patient nicht nur extrem ängstlich. Aufgrund seiner hohen inneren Anspannung ist sein Muskeltonus deutlich erhöht. Bereits beim Anblick einer gefüllten Mineralwasserflasche entwickelt er heftigen Brechreiz und starke Hustenanfälle. Erstaunlicherweise kann er feste Nahrung problemlos kauen und schlucken.

Die ärztliche Erfahrung sagt den Medizinern, dass dieses Krankheitsbild möglichst rasch und vollständig aufgeklärt werden muss. Deshalb überweisen sie ihn sofort in das renommierte Massachusetts General Hospital, das als Lehrkrankenhaus der Harvard University Boston über exzellente diagnostische Geräte und Expertise verfügt.

Die Spezialisten dort stellen zunächst nur einen leicht erhöhten Blutdruck und einen gesteigerten Muskeltonus fest.

Doch sie treiben die Diagnostik rasch voran. Eine neurologische Untersuchung zeigt noch diskrete, aber schon messbare Auffälligkeiten. Beim Test der Gehfähigkeit stellt sich heraus, dass der Patient unter Gleichgewichtsstörungen leidet, die unmittelbar bei der Aufnahme noch nicht auffielen. Außerdem wird seine Sprache rasch immer verwaschener und weniger artikuliert. Die Geschwindigkeit, mit der sich diese Symptome entwickeln, ist ein ernstes Indiz für eine rasant fortschreitende Schädigung des zentralen Nervensystems.

Das EEG: trügerisch unauffällig

Die Ärzte zapfen deshalb über einen kleinen Einstich mit einer als Trokar bezeichneten Hülse Nervenwasser (Liquor) aus dem Rückenmarkskanal, um es auf Entzündungszellen, spezielle Abwehrzellen des Immunsystems oder bestimmte Entzündungsstoffe zu untersuchen.

Die Messung der Hirnströme (EEG) zeigt zur Überraschung der Ärzte ein fast normales Bild mit nur minimalen Auffälligkeiten. Die Untersuchungen des Kopfes und Gehirns mittels Computertomografie und Kernspintomografie zeigen keine gravierenden Abnormitäten. Speziell Hinweise etwa auf eine Hirnblutung oder einen Hirninfarkt lassen sich ausschließen. Beide Krankheitsbilder sind ohnehin unwahrscheinlich, da sie eventuell die neurologischen Ausfälle erklären könnten, nicht aber die außergewöhnliche Wasserphobie.

Indiz für eine schreckliche Infektion

Und diese Angst des Patienten vor Flüssigkeiten liefert auch den entscheidenden Hinweis auf die schreckliche Diagnose, berichtet das Ärzteteam um David M. Greer, Gregory K. Robbins et al. vom Massachusetts General Hospital. Denn die Wasserphobie ist charakteristisch für die stets tödlich verlaufende Tollwut.

Diese seit Jahrtausenden bekannte und gefürchtete Infektionskrankheit wird durch Rabiesviren, manchmal auch durch ähnliche

Erreger wie Lyssaviren, ausgelöst. Die Viren werden meist durch Bisse infizierter Tiere übertragen, etwa durch Füchse oder in Asien durch Hunde. Virusübertragungen durch andere Tiere sind selten. Es existiert eine Tollwutimpfung, die eine Virusinfektion verhindert.

Winziges Zeitfenster

Wenn die Viren einmal den Körper infiziert haben, bleibt nur ein winziges Zeitfenster weniger Stunden, in denen eine kombinierte Gabe von Antikörpern und Impfstoff die Viren noch abtöten kann. Mediziner nennen diese Impfung postexpositionelle Prophylaxe. Wenn diese kurze Zeitspanne ohne Therapie verstrichen ist, bedeutet dies für den Infizierten das Todesurteil. Die Tollwutviren wandern im Inneren der Nervenzellen bis ins Gehirn und führen dort zu einer Enzephalitis, also einer Entzündung des Gehirns mit Atemlähmung. Da auch die hinteren Hirnnerven betroffen sind, die die Rachenmuskulatur steuern, gehören Schlucklähmungen und Angst vor Flüssigkeiten wie die dargestellte Wasserphobie zum Krankheitsbild. Wenn die Tollwutviren das zentrale Nervensystem erreicht haben, kommt jede Therapie zu spät.

Tückisch und tödlich

Das Tückische an der Tollwut: Die Spanne zwischen der Infektion und den ersten meist unspezifischen grippeähnlichen Beschwerden kann ein bis drei Monate dauern. In dieser Zeit wähnen sich die Infizierten in trügerischer Sicherheit – und doch sind sie bereits zu diesem Zeitpunkt unwiderruflich dem Tod geweiht.

Schon Stunden später nimmt auch die Krankheitsgeschichte des 63-Jährigen einen dramatischen Verlauf. Er ist bald komplett verwirrt, leidet unter Wahrnehmungsstörungen, reagiert nicht mehr auf Ansprache. Dies zeigt, wie schnell die Enzephalitis voranschreitet. Auch Kreislauf und Atmung brechen zusammen. Der Patient wird mit einem Beatmungsschlauch intubiert und auf die Intensivstation verlegt.

Todesbiss der Fledermaus

Aber wie kamen die tödlichen Tollwutviren in den Körper des Mannes? Er wurde von keinem Hund oder einem sonstigen Säugetier gebissen, er hatte auch keinen Kontakt zu potenziell infizierten Füchsen. Erst jetzt erinnert sich die Frau vage, dass in der Nacht des vermeintlichen Insektenbisses ihres Mannes eine Fledermaus durchs Schlafzimmer schwebte. Wahrscheinlich hat sie durch ihren Biss die tödliche Virusfracht übertragen.

Die Ärzte versuchen noch eine experimentelle Therapie. Sie hat in wenigen Einzelfällen, so 2004 bei einer 15-Jährigen aus Milwaukee, Tollwuterkrankte auch nach Ablauf des Zeitfensters für die Postexpositionsprophylaxe noch retten können. Doch auch dieser heroische ärztliche Verzweiflungsakt hilft dem 63-Jährigen nicht mehr. Er fällt innerhalb weniger Stunden ins Koma und stirbt, ohne das Bewusstsein noch einmal wiedererlangt zu haben.

Das Mysterium der Promille-Pilze

Als der 61-jährige US-Amerikaner in die Notaufnahme des Krankenhauses in Carthage, der Bezirkshauptstadt des Panola Countys im US-Bundesstaat Texas, torkelt, scheint die Diagnose auf den ersten Blick kristallklar: Der Mann ist sturzbetrunken. Das leugnet er auch gar nicht. Aber jetzt wird es mysteriös: Er beteuert nämlich standhaft, an diesem Tag und auch am Vortag keinen Tropfen Alkohol getrunken zu haben. Seine begleitende Ehefrau, die seriös und glaubwürdig wirkt, bekräftigt dies: »Ich habe ihn seit gestern Nachmittag nicht aus den Augen gelassen, er hat keinen einzigen Drink zu sich genommen.«

3,5 Promille – schwere Alkoholvergiftung!

Die gemessene Blutalkoholkonzentration scheint den Mann allerdings als Liebhaber von Hochprozentigem zu entlarven und seine Aussage Lügen zu strafen. Denn sie liegt bei 3,5 Promille! Dies bedeutet klinisch eine schwere Alkoholvergiftung. Aufgrund dieser eindeutig belegten Alkoholintoxikation wird der Mann für 24 Stunden zur Beobachtung und Ausnüchterung in die Klinik aufgenommen. Ein Blutalkoholgehalt dieser Größenordnung kann durchaus lebensbedrohlich sein.

Seltsame Leidensgeschichte

Die Ärzte kümmern sich zunächst darum, Atmung und Kreislauffunktion auf stabilem Niveau zu sichern. Der angebliche Nichttrinker wird mit Infusionen versorgt und akut entgiftet. Die Mediziner und das Personal gehen felsenfest davon aus, dass der Patient heimlich getrunken hat – wie viele Alkoholiker.

Am nächsten Tag erzählt ihnen der ausgenüchterte Mann eine längere und seltsame Leidensgeschichte, die die Ärzte erstmals stutzig werden lässt. Seine unerklärlichen Phasen kompletter Trunkenheit begannen im Jahre 2004, also mehr als sechs Jahre vor der aktuellen Klinikaufnahme. Damals hatte er sich einen Fuß gebrochen.

Die Fraktur des Fußes wurde operiert. Im Anschluss an den Eingriff bekam er Antibiotika, die eine bakterielle Infektion des Wundgebietes verhindern sollten.

Mysterium und eine verzweifelte Ehefrau

Bald danach traten erstmals die merkwürdigen Episoden von Volltrunkenheit auf. Der Mann war seither immer wieder hoffnungslos betrunken gewesen, auch wenn er nachweislich keinen Alkohol konsumiert hatte.

Zunächst glaubte ihm nicht einmal die eigene Ehefrau. Sie war verzweifelt, weil sich ihr Mann innerhalb weniger Wochen von einem grundsoliden Menschen scheinbar zu einem stark Alkoholkranken entwickelt hatte, der seine Sucht auch noch heftig leugnete.

In seinem bisherigen Leben war er zwar kein strikter Abstinenzler gewesen. Sein Alkoholgenuss war aber niemals auch nur in die Nähe eines suchtmäßig unkontrollierten Konsums gerückt. Ein, maximal zwei Bier am Abend – mehr hatte er nie getrunken.

Kuriose Dokumente

Die misstrauische Ehefrau, selbst Krankenschwester, will dem Geheimnis auf den Grund gehen. Sie schafft sich ein Gerät zur Messung des Atemalkohols an, das auch offiziell von Behörden eingesetzt wird und als zuverlässig gilt. Mit dem Einverständnis ihres Mannes, der seine »Unschuld« beweisen will und bereitwillig ins Röhrchen pustet, dokumentiert sie die alkoholischen Episoden. Nach diesen Atemalkoholmessungen erreicht der verdächtigte Ehemann häufig immense Alkoholwerte zwischen drei und über vier Promille Alkohol, obwohl sie ununterbrochen in seiner Nähe war und sicher ist, dass er tatsächlich bloß Mineralwasser getrunken hat.

Mit Fragezeichen entlassen

Schlimmer noch: Obwohl sich die Ursache seiner »Betrunkenheit« nicht erklären lässt, entfaltet der (nicht getrunkene) Alkohol seine volle destruktive Wirksamkeit. Der Mann kann sich oft nur noch mühsam auf den Beinen halten, schwankt, lallt und torkelt. Autofahren oder das Bedienen von Geräten ist dann völlig unmöglich.

Die Ärzte werden bei seinem ersten Klinikaufenthalt zwar hellhörig, können sich aber keinen Reim auf die Geschichte machen. Sie entlassen den Mann mit einem Fragezeichen hinter seiner Diagnose nach Hause.

Nach einigen Monaten wird er samt Ehefrau erneut vorstellig. Nichts hat sich geändert. Er habe gründlich die Nase voll davon, ungerechterweise als Trunkenbold abgestempelt zu werden, poltert der temperamentvolle Texaner. Diesmal sieht das auch der zuständige Gastroenterologe so und beginnt eine diagnostische Detektivarbeit, berichten die Ärzte Barbara Cordell und Justin McCarthy im *International Journal of Clinical Medicine*.

Was haben Pilze hier zu suchen?

Irgendein geheimnisvolles Geschehen im Darmtrakt muss einfach eine Erklärung für das Alkoholmysterium liefern. Die Ärzte führen eine Magenspiegelung (Gastroskopie) durch, bei der sie das Innere des oberen Magen-Darm-Traktes durch einen biegsamen Schlauch und eine Optik begutachten können. Unter Sichtkontrolle der Endoskopie-Kamera finden sie tatsächlich einen Befund, der sie elektrisiert. Neben dem Magenkeim Helicobacter Pylori, der Geschwüre auslösen kann, sehen sie eine stattliche Ansiedlung von Hefepilzen.

Schwips-Hefen im Darm

Diese Hefepilze haben am Übergang von Magen und Dünndarm eindeutig nichts zu suchen. Schon gar nicht in dieser Menge, sie haben nämlich eine stattliche Kolonie gebildet. Die Verblüffung der Ärzte steigt, als sie die Hefen genauer differenzieren: Es handelt sich um die Gattung Saccharomyces cerevisiae. Die Saccharomyces-Hefen spielen eine wichtige Rolle bei Gärungsvorgängen und wurden schon im Altertum zur Herstellung alkoholischer Getränke genutzt. Sogar

Asterix der Gallier und seine Kumpane feierten ihre Gelage mithilfe der Hefe.

Brauerei im Bauch?

Die Ärzte entwickeln eine kühne These, die sie selbst zu diesem Zeitpunkt kaum glauben können: Ist es möglich, dass die Hefepilze im Bauch sozusagen eine eigene Brauerei eröffnet haben? Dass die Pilze selbst Alkohol synthetisieren und ins Blut ihres »Wirtes« abgeben? Sie stöbern in der Medizinliteratur: In wenigen weltweit dokumentierten Fällen hatten Saccharomyces-Hefen tatsächlich Alkohol im Darm synthetisiert und über die Darmschleimhaut ins Blut abgegeben. Experten nennen dieses skurrile Krankheitsbild Gut Fermentation Syndrome oder Auto-Brewery Syndrome.

Eine Falle für die Hefepilze

Für den Texaner steht nun die Probe aufs Exempel an. Er wird in die Klinik aufgenommen und sicherheitshalber so behandelt wie jeder Alkoholkranke. Seine persönlichen Gegenstände werden auf Alkohol durchsucht, er darf während der ersten Untersuchungstage keinen Besuch empfangen. Unter diesen gesicherten Abstinenzbedingungen bekommt er zuckerreiche Lebensmittel zu essen. Denn Zucker wie den Traubenzucker Glukose und den Fruchtzucker Fruktose verspeisen die Hefepilze und fermentieren daraus Alkohol. Sinn dieser ungesunden zuckrigen Diät ist es also, die Pilze in die Falle zu locken und zu möglichst reichlicher Alkoholproduktion anzuregen.

Es gelingt. Der Blutalkohol steigt bei kontrollierter Abstinenz einige Stunden nach der Zuckermahlzeit steil an. Parallel dazu fällt der künstlich erhöhte Blutzuckerspiegel deutlich ab – denn ihre Lieblingsspeise wird ja von den Hefen in rasanter Geschwindigkeit in Alkohol umgewandelt.

Letzter Beweis

Nun fehlt noch der letzte Beweis, dass diese Thesen stimmen. Erste Frage: Warum haben sich die Hefen so ungewöhnlich im Verdauungstrakt ausgebreitet? Da die ersten Symptome bald nach der Fußoperation auftraten, liegt ein Zusammenhang nahe. Die damals verabreichten Antibiotika haben offenbar die normale Darmflora verändert und die nachdrängenden Hefen wuchern lassen.

Wenn dies stimmt, müsste das Auto-Brewery-Syndrom nach Elimination der Hefepilze rasch zum Stillstand kommen. Der Patient wird mit dem Mittel Fluconazol behandelt, das Hefepilze bekämpft, und erhält zusätzlich das pilzabtötende Medikament Nystatin. Bifidobakterien helfen beim Aufbau einer gesunden Darmflora. Der Texaner darf vorübergehend keinen Zucker zu sich nehmen und selbstverständlich keinen Tropfen Alkohol trinken.

Tatsächlich: Eine regelmäßige Kontrolle des Blutalkohols zeigt konstant 0,0 Promille. Auch die Prüfung des Atemalkohols bleibt negativ. Bei einer Stuhlkontrolle sind die Hefepilze verschwunden. Seitdem tritt keine einzige Episode eines vermeintlichen Alkoholexzesses bei dem Mann mehr auf. Unter Experten wird diskutiert, ob diese eigene »innere Alkoholquelle«, ähnlich wie langjähriger Alkoholmissbrauch, körperliche Schäden etwa der Leber provoziert haben könnte. Bluttests der Leberwerte des Patienten liefern aber kein Indiz dafür. Der Texaner fühlt sich kerngesund, genießt sein meist alkoholfreies Leben und scheint die Attacke der Promille-Pilze unbeschadet überstanden zu haben.

Der Schmerz, der im Kreis tanzte

Nina B. räkelt sich braun gebrannt in der Sonne, lässt die Bilder des Urlaubs noch einmal an sich vorbeiziehen. Die 36-Jährige hat erholsame und erlebnisreiche Ferientage hinter sich, freut sich aber jetzt auch auf ihre Heimatstadt Hamburg. Plötzlich wirft sie ein heftiger Schmerz fast zu Boden, sie krümmt sich. »Es fühlte sich an, als ob die Gedärme auseinandergerissen werden«, schildert die Boutiquebesitzerin später diesen Augenblick. Dennoch tritt sie die Heimreise an, vollgepumpt mit Schmerzmitteln.

Ein Korsett soll sie stützen

Nina B. fragt einen Hamburger Orthopäden nach der mutmaßlichen Ursache der Schmerzen. Er ist sich auch nicht sicher. Doch mit seinem Vorschlag, sie solle sich einige Wochen schonen und in dieser Zeit könne man die Diagnostik in Ruhe und Sorgfalt vorantreiben, stößt er auf taube Ohren. Die agile 36-jährige Unternehmerin baut gerade ihre Boutique um und steht unter Stress. Der Arzt verschreibt ihr ein leichtes Stützkorsett, um die Wirbelsäule zu entlasten. Nach sechs Wochen hat sie die Gesundheitsprobleme fast wieder vergessen.

Schmerzhafter Kreislauf

Doch der Schmerz meldet sich zurück, stärker als zuvor. Der Orthopäde geht jetzt von einer Entzündung der Wirbelgelenke aus und behandelt seine Patientin mit Kortison. Doch das stärkste entzündungshemmende Medikament wirkt nicht. Nina B. schildert das heute so: »Ich fühlte mich, als ob der Schmerz sich um mich herum im Kreis bewegte. Mal spürte ich ein Stechen im Rücken, dann wieder Reißen im Bauch, dann einen dumpfen Schmerz in der Flanke. Ich wurde fast verrückt von dieser unberechenbaren Qual.« Und etwas sarkastisch erinnert die modebewusste Liebhaberin von Highheels sich: »Ich trug sogar flache Schuhe, um den kreisenden

Schmerz nicht zu provozieren. Das zeigt wirklich, dass ich fix und fertig war.«

Attacke im Hotel

Auch psychisch wirkt sich die Dauerqual allmählich aus. Nina B. arbeitet unkonzentriert, reagiert gereizt und nervt ihre Familie mit ihren scheinbaren Launen. Sie glaubt inzwischen an ein Burn-out-Syndrom als Kernproblem, und auch ihr Sohn beschwört sie: »Mama, mach endlich Urlaub und kurier dich aus.« Sie fährt ein paar Tage ans Meer. Doch noch im Hotel reißt die bisher heftigste Schmerzattacke sie fast von den Beinen. Wieder umkreist der Schmerz sie gürtelförmig. Sie packt Eis in eine Plastiktüte und kühlt damit den Bauch, kurzfristig dämpft das die Attacke.

Grieß im Gallengang

Zurück in Hamburg, schildert sie einem erfahrenen Internisten ihre Schmerzsymptomatik. Im Ultraschall findet der Arzt Gallengrieß, also eine Vielzahl winziger Gallensteine, im Gallenblasengang und im Gang des Pankreas, der Bauchspeicheldrüse. Damit wird wahrscheinlich, dass Gallensteine die Schmerzen auslösen und hinter der Attacke im Hotel eine überstandene Gallenkolik steckt. Doch schon in der nächsten Nacht erlebt Nina B. einen noch stärkeren Schmerzanfall. Gleichzeitig muss sie schwallartig erbrechen, bekommt heftigen Durchfall und bemerkt, dass sich ihr Urin dunkel verfärbt hat. Der Internist bestellt sie für den darauffolgenden Morgen sofort in die Praxis. Er untersucht sie erneut, verschreibt ihr krampflösende Medikamente und lässt ihre Leberwerte im Labor bestimmen.

Astronomischer Leberwert

Die Boutiquebesitzerin geht wieder an die Arbeit, als ihr Internist sie anruft: Der Wert eines Leberwertes, der Gamma-Glutamyltransferase oder kurz Gamma-GT, liegt astronomisch hoch. Normalerweise bewegt sich die Gamma-GT bei Männern um die 60 Units pro Liter und bei

Frauen bei etwa 40 Units pro Liter. Bei Nina B. wurden im Blut über 1000 Units pro Liter gemessen. Die Gamma-GT reagiert sehr sensibel und schnellt auch bei Alkoholgenuss in die Höhe. Aber Nina B. trinkt kaum Alkohol. Und ein um das 25-Fache exzessiv erhöhter Messwert ist damit auch nicht zu erklären, so der Arzt in *Abenteuer Diagnose*. Der Laborwert deutet auf einen ernsten und akut voranschreitenden Leberschaden oder eine schwere Entzündung der umliegenden Organe.

Ein Tumor?

Nina B. fährt sofort ins Israelitische Krankenhaus Hamburg. Der dortige Internist und Gastroenterologe sieht im herkömmlichen Ultraschall keine Steine in den Gallenwegen. Jetzt soll eine Endosonografie Aufschluss geben, ein von innen durchgeführter Ultraschall. Der Mediziner benutzt für diese Untersuchung eine spezielle Sonde, also einen dünnen Schlauch mit einem Schallkopf. Mit diesem Spezialgerät lässt sich die sogenannte transösophageale Endosonografie durchführen. Bei der Untersuchung wird die Sonde mit dem Schallkopf durch die Speiseröhre (Ösophagus) bis zum Dünndarm vorgeschoben. Der Diagnostiker sieht ein besorgniserregendes, schwer deutbares Bild: Seltsame Wucherungen haben sich im Dünndarm, den Gallengängen und im Bereich der Bauchspeicheldrüse ausgebreitet. Die Wucherung im Dünndarm ist so groß, dass der Arzt den Verdacht auf einen infiltrierend wachsenden Darmtumor hegt. Die Patientin liegt bei der Untersuchung im Dämmerschlaf, kann aber die Unterhaltung der Diagnostiker mithören und erinnert sich schaudernd: »Ich hörte, wie sie sagten, es handele sich wohl um ein Karzinom. Ich bekam unter meinem OP-Tuch eine Gänsehaut.«

»Nur« ein Geschwür

Die Gastroenterologen entnehmen eine Gewebeprobe aus dem verdächtigen Bereich. Nach der feingeweblichen Untersuchung geben sie zunächst relative Entwarnung: Sie haben unter dem Mikroskop keine Krebszellen gefunden. Es handelt sich »nur« um ein riesiges Zwölffingerdarmgeschwür, wahrscheinlich ausgelöst durch Nina B.s hohen und chronischen Konsum von Schmerzmitteln. Aber woher kommen dann die merkwürdigen Wucherungen im Pankreas und in den Gallengängen?

Mysteriöse Entzündung

Die nächste Vermutung: Eine Entzündung der Bauchspeicheldrüse, eine Pankreatitis, löst bei Nina B. die Schmerzen aus. Die Entzündung müsste sich allerdings wie ein Flächenbrand über Gallenblase und Gallengänge ausgebreitet haben, wenn man damit alle Symptome gleichzeitig erklären will. Eine Pankreatitis kann tatsächlich auch zu schweren Schmerzen in Rücken und Schulter führen, die als orthopädische Leiden missdeutet werden – wie es auch bei Nina B. zunächst der Fall war. Erbrechen, Diarrhö, dunkler Urin können ebenfalls Symptome einer Pankreatitis sein. Doch die Bauchspeicheldrüse entzündet sich fast ausschließlich in zwei Situationen: Entweder bei Gallensteinen; dann staut sich Gallenflüssigkeit bis in das Pankreas und beginnt, die Bauchspeicheldrüse zu verdauen. Bei Nina B. finden sich aber keine blockierenden Gallensteine. Oder: Chronischer Alkoholmissbrauch schwächt einen Muskel am Pankraeseingang so stark, dass Gallenflüssigkeit in die Drüse läuft. Auch dies trifft nicht zu, Nina B. trinkt nur selten Alkohol.

Auch der letzte Test versagt

Die Ärzte rätseln. Die einzig noch mögliche, sehr ungewöhnliche Erklärung wäre eine Autoimmun-Pankreatitis. Das körpereigene Abwehrsystem greift dabei die lebenswichtige Stoffwechseldrüse an, löst eine starke Entzündung aus und zerstört ohne rasche Therapie das Organ. In diesem Fall müssten sich im Blut Autoantikörper, die aggressiven Kampfstoffe des irregeleiteten Immunsystems, nachweisen lassen. Doch in der Laborprobe sind keine Autoantikörper zu sehen. Jetzt sind die Ärzte mit ihrem diagnostischen Latein am Ende.

Mutige Therapie ...

Sie treffen eine mutige Entscheidung: Nina B. soll hoch dosiertes Kortison bekommen – so, als ob die Autoimmundiagnose bestätigt worden wäre. Im schlimmsten Fall werden die Mediziner die Nebenwirkungen durch Medikamente wieder in den Griff bekommen. Das vordringliche Ziel der Ärzte: Die ausgedehnte Entzündung im Bereich von Dünndarm, Gallenwegen und Pankreas muss gebremst werden, sonst stehen die Chancen der Patientin schlecht. Die Ärzte beginnen die Infusionen mit Kortison ... durchaus mit einem mulmigen Gefühl. Denn wenn dieser diagnostisch nicht untermauerte Behandlungsversuch ebenfalls nicht anschlägt, stehen therapeutisch praktisch keine Optionen mehr offen. Ein entzündetes Pankreas kann man nicht herausoperieren wie eine Gallenblase: die Bauchspeicheldrüse ist lebensnotwendig.

... und fast eine Wunderheilung

Der Mut der Ärzte zahlt sich aus. Es grenzt an eine Wunderheilung: Innerhalb von nur drei Tagen verschwinden sämtliche Schmerzen. Nina B. erinnert sich an diesen sensationell raschen Heilungsverlauf: »Ich konnte es gar nicht glauben. Morgens stand ich aus dem Bett auf, und der Schmerz war wie weggeblasen. Ich hatte Glückstränen in den Augen.« Ihre Blutwerte normalisieren sich ebenfalls außergewöhnlich schnell. Nina B. fühlt sich wie neugeboren und arbeitet mit Elan wieder am Umbau ihrer Boutique. Bei allen Nachuntersuchungen liegt auch die Gamma-GT wieder völlig normal. Nur einmal war sie ein bisschen höher als sonst – da hatte sich die Patientin am Vorabend einen Cocktail gegönnt.

Blutsauger mit brisanter Fracht

Am 1. Juli 2012 wird ein 47-jähriger Mechaniker mit einer großen, klaffenden Handwunde in eine Klinik in Marseille gebracht. Er hat sich bei einem Arbeitsunfall die linke Hand brutal zerquetscht, erzählt er unter großen Schmerzen in der Notfallambulanz des Hôpital de la conception in der südfranzösischen Hafenstadt. Nachdem er Schmerzmittel bekommen hat und die Blutung gestillt ist, transplantieren die Chirurgen einen Hautlappen vom Unterarm auf die Handfläche, um die große Wunde zu schließen.

Egel hemmen Gerinnsel

Damit das Hauttransplantat anwächst, müssen die Ärzte eine Infektion verhindern und die optimale Durchblutung des Transplantates sicherstellen. Deshalb bekommt der Patient vorbeugend ein Antibiotikum, ein sogenanntes Fluorochinon. Außerdem setzen die Mediziner routinemäßig nacheinander mehrere Blutegel auf das Transplantat; diese produzieren den gerinnungshemmenden Stoff Hirudin und verhindern damit Durchblutungsstörungen und Thrombosen.

Doch nach zwei Tagen bekommt der Patient hohes Fieber, das Transplantat eitert und stirbt schließlich ab, berichtet die plastische Chirurgin Catherine Sartor im Medizinjournal *The Lancet*. Diese Komplikation deutet auf eine Infektion hin. Es müssen also gegen das bewährte Fluorochinon resistente Bakterien in die Wunde gelangt sein; aber wie? Durch die Antibiotikaprophylaxe ließen sich bisher Infekte als Ursache einer Transplantatabstoßung zuverlässig verhindern.

Die Saugwürmer sind doch steril ...?

Die Blutegel geraten natürlich sofort als Übeltäter in Verdacht. Nur: Als Überträger der Infektionskeime scheiden eigentlich auch sie aus, denn sie werden vor dem Einsatz durch Antibiotika keimfrei gemacht und anschließend in sterilem Wasser gehalten. Tatsächlich aber finden Bakteriologen im Blutegel-Aquarium gegen Fluorochinone resistente Keime. Gleichzeitig tauchen plötzlich mehrere weitere Infektionsfälle nach vergleichbaren Transplantationen auf.

Ein Argument gegen Massentierhaltung!

Den Beginn der mysteriösen Infektionskette finden die Bakteriologen schließlich im Hühnerstall: Die Blutegel werden mit Hühnerblut ernährt. Da die Hühner einer Massentierhaltung entstammen und routinemäßig Antibiotika erhalten, konnten sich in ihrem Organismus offenbar resistente Keime bilden, die über das Hühnerblut an die (sterilen) Blutegel und über die wurmartigen Minivampire wiederum auf die Patienten übertragen wurden. Das Ergebnis der Detektivarbeit: Die Blutegel werden künftig mit Blut von biologisch gehaltenen, gesunden Hühnern ernährt. Die von der Infektion betroffenen Patienten bekommen eine Infektionsprophylaxe mit einem anderen Antibiotikum und neue Transplantate – diesmal wachsen sie an.

Rhythmisches Hustenrätsel

Die 29-jährige Chinesin Liu X. fühlt sich rundum gesund – meist. Sie ernährt sich vitaminreich, treibt regelmäßig Ausdauersport und verfügt über eine gute Kondition. Die Lunge der trainierten Langläuferin ist in Bestform.

Doch einmal pro Monat, in konstantem Rhythmus, bekommt Liu heftige Hustenanfälle. Dann wird ihr Kopf feuerrot, sie bekommt kaum Luft und beginnt heftig zu keuchen. Bei diesen Hustenattacken schmerzt ihre Lunge stark, und sie hustet sogar Blut. Doch das Seltsame an diesen so gefährlich wirkenden Beschwerden: Das Bluthusten und die Atemnot quälen Liu stets nur einige Tage lang. Dann verschwinden die dramatischen Symptome genauso abrupt, wie sie gekommen sind.

Alarmiert durch das Abhusten von Blut, sucht sie die Abteilung für Pneumologie an der Zweiten Militärischen Medizinuniversität in Shanghai auf. Der starke Husten, die Schmerzen in Bronchien und Lunge, das Bluthusten: Die Ärzte um Professor Haidong Huang glauben zunächst an eine Lungentuberkulose. Natürlich können hinter diesen vieldeutigen Warnsymptomen aber auch andere ernste Ursachen stecken, beispielsweise ein bösartiger Lungentumor. Diese Diagnose ist allerdings bei einer Nichtraucherin von nur 29 Jahren wesentlich unwahrscheinlicher als eine Tuberkulose, die in China noch verbreitet ist.

Irgendetwas stimmt einfach nicht …

Die Ärzte röntgen Lius Brustkorb und sehen tatsächlich einige Knoten in der Lunge. Ein bösartiger Lungentumor lässt sich durch die Untersuchung ausschließen. Die Knoten im Röntgenbild könnten zu einer Tuberkulose passen, aber so richtig glücklich sind die Pneumologen mit ihrer Diagnose nicht. Denn einige Befunde passen einfach nicht zu einer Tuberkulose. Erstens: Bei einer derart ausgeprägten und lange bestehenden Lungentuberkulose wäre eine deutliche Gewichtsabnahme zu erwarten. Liu X. hält aber ihr Gewicht seit Jahren konstant. Zweitens: Bei einer Infektion mit Tuberkulosebakterien sind Fieber und ein schlechter Allgemeinzustand typisch. Doch Liu hat, auch während der Hustenattacken, nie eine erhöhte Körpertemperatur gemessen. Und unmittelbar nach Abklingen der Attacken fühlt sie sich wieder pudelwohl. Die Ärzte haben dennoch ein mulmiges Bauchgefühl. Weil sie jedoch diagnostisch nicht weiterkommen, verschreiben sie der jungen Frau ein Antibiotikum und entlassen sie.

Merkwürdiger Zyklus

Schon bald sehen sie Liu wieder. Sie ist zornig, denn das Medikament hat gar nichts gebracht. Pünktlich im Monatszyklus kehrten Husten und Blutspucken zurück. Liu will nun endlich wissen: Woher kommen die Hustenanfälle? Warum verschwinden die quälenden Attacken immer wieder innerhalb weniger Tage von allein? Vor allem aber: Warum kehren sie in einem exakt berechenbaren, periodischen Rhythmus von einem Monat immer wieder?

Erst jetzt werden die Ärzte hellhörig und richten ihre Aufmerksamkeit auf die seltsame Rhythmik der Hustenanfälle. »Ja«, gibt die junge Frau an, der Husten kommt stets einmal im Monat – und zwar immer, wenn ich meine Periode habe. Liu hustet also präzise im Monatszyklus. Wie aber kann die Menstruation blutigen Husten auslösen?

Während der Tage in die Röhre

Diesmal warten die Mediziner bis zur nächsten Menstruation und schieben Liu dann in eine CT-Röhre. Das Computertomogramm deckt einen merkwürdigen Befund auf. In Lius linkem Lungenflügel sehen die Ärzte entzündetes Gewebe, das sich rings um einen scheinbar blutenden Knoten herum gebildet hat. Sehr merkwürdig ... Definitive Gewissheit, worum es sich bei diesem Phänomen handelt, kann nur eine Spiegelung von Lunge und Bronchien (Bronchoskopie) liefern.

Der Schlauch fördert Verblüffendes ans Licht

Liu X. ist davon alles andere als begeistert. Aber die Ärzte raten ihr so dringend zu der Untersuchung, dass sie nach einigem Zögern einwilligt. Das nur drei Millimeter dünne Bronchoskop, ein flexibler Kunststoffschlauch, wird durch den Mund der Patientin in den Bronchialbaum vorgeschoben. Eine Kamera im Bronchoskop liefert Bilder aus der Lunge direkt auf einen Monitor. Spezialgeräte ermöglichen, im gleichen Untersuchungsgang Gewebeproben zu entnehmen. Die Ärzte knipsen einige Proben aus dem Bereich der blutenden Knoten und untersuchen sie feingeweblich. Das Ergebnis ist eine faustdicke Überraschung, berichten die Mediziner im *European Journal of Medical Research*: Unter dem Präzisionsmikroskop sieht man kein Gewebe der Lunge, sondern ... der Gebärmutter!

Wie kamen Gebärmutterzellen in die Lunge?

Damit ist die Diagnose gesichert: Liu leidet unter einer extrem seltenen Lungenendometriose.

Bei einer Endometriose werden Zellen der Gebärmutterschleimhaut aus dem Uterus verschleppt, wandern über den Blutstrom in andere Organe und siedeln sich dort an. Kurioserweise verhält sich dieses ausgewanderte Uterusgewebe so, als säße es noch in der Gebärmutter und nähme am monatlichen zyklischen Schleimhautumbau teil. Dabei wird ja die Uterusschleimhaut, wenn sich kein befruchtetes Ei eingenistet hat, unter hormonellem Einfluss umgebaut und schließlich mit der Menstruationsblutung abgestoßen.

Eine Endometriose findet sich allerdings meist in der Umgebung der Gebärmutter, etwa im Bauchraum oder dem Bauchfell. Typische Symptome sind unerklärliche Bauchkrämpfe. Oft vergehen schon bei einer Endometriose im Bauch Jahre, bis die korrekte Diagnose gestellt wird.

Menstruation in der Lunge

Der Fall der jungen Liu X. aber sorgt für großes Aufsehen, denn eine solche Kuriosität hat immensen Seltenheitswert. Immerhin lassen sich nun Lius zuverlässig monatlich auftretende Hustenattacken und die Lungenblutung schlüssig erklären: Die Endometrioseherde im linken Lungenflügel reagieren auf die monatlichen Hormonsignale so wie normales Uterusgewebe. Während der Regel fangen auch die Schleimhautinseln in der Lunge an zu bluten und werden schließlich unter krampfartigen Schmerzen abgestoßen. Bis heute unklar ist allerdings, wie das Gebärmuttergewebe bis in die Lunge wandern und dort »menstruieren« konnte.

Verglichen mit dem langwierigen diagnostischen Rätselraten verläuft Lius Therapie simpel und erfolgreich: Das Uterusgewebe wird per Endoskop aus der Lunge entfernt – damit ist das Problem endgültig gelöst. Die junge Frau kann wenige Tage nach dem Eingriff entlassen werden. Der Husten ist seitdem endgültig verschwunden.

Fischgräte auf Wanderschaft

Die Leber ist das Chemielabor, das wichtigste Stoffwechselorgan und die größte Drüse unseres Körpers. Sie baut Giftstoffe und Abfallprodukte unseres Organismus so um, dass sie über Galle und Darm ausgeschieden werden können. Darüber hinaus produziert sie lebenswichtige Eiweißstoffe wie bestimmte Enzyme, und manchmal sorgt sie für deftige Überraschungen. Wie in diesem Fall:

Eiter in der Leber

Ein 45-jähriger Mann kommt in die gastroenterologische Abteilung der Klinik an der Universität Taif, Saudi-Arabien. Er leidet seit zehn Tagen unter schweren Bauchkrämpfen, in den letzten Tagen auch unter Fieber. Bereits einen Monat zuvor war der Mann wegen ähnlicher Beschwerden durchgecheckt worden. Damals hatten die Mediziner mithilfe von Ultraschall einen Leberabszess festgestellt. Damit bezeichnen Experten eine abgegrenzte Eiteransammlung im (Leber-) Gewebe, meist ausgelöst durch Bakterien. Die Magen-Darm-Spezialisten hatten den Eiterherd entleert und den Mann nach einer kurzen Nachbehandlung beschwerdefrei nach Hause entlassen.

Doch nun sitzt er wieder im Wartezimmer, und es geht ihm offensichtlich erneut schlecht. Er krümmt sich vor Schmerzen im rechten Oberbauch, also wieder im Bereich der Leber. Diesmal schieben die Ärzte den Patienten in den Computertomografen, berichtet das Team um Prof. Ibrahim Masoodi und Khalid Al Alsayari vom College of Medicine der Taif University in der Fachzeitschrift *British Medical Journal*. Der Betroffene trinkt keinen Alkohol, und die Laboruntersuchungen liefern auch keinen Hinweis auf eine Leberentzündung (Hepatitis) durch Viren.

Lang, spitz, rätselhaft

Im CT erkennen die Mediziner erneut einen deutlichen Abszess im linken Leberlappen. Irgendetwas muss also dort neuerlich das Gewebe so irritiert haben, dass sich Eiter ansammelte. Außerdem sehen die Ärzte auf dem Schichtröntgenbild einen länglichen und spitzen Fremdkörper, etwa zwei Zentimeter lang, der dort eindeutig nicht hingehört. Dieser Befund ist so merkwürdig, dass er sich nur mit bildgebenden Verfahren nicht aufklären oder zuordnen lässt. Deshalb sind jetzt die Chirurgen gefragt: Operateure eröffnen den Bauchraum des Mannes, entleeren erneut den Abszess und holen per Pinzette die mutmaßliche Wurzel des Übels aus dem Lebergewebe. Zu ihrer Verblüffung handelt es sich um eine zweieinhalb Zentimeter lange unverdaute Fischgräte, die auf mysteriösem Weg in die Leber gelangt sein muss.

Mysteriöse Eintrittspforte

Die Ärzte entdecken bei dem Eingriff eine Verwachsung des Bauchfells im Grenzgebiet von Gallenblase, Leber und Zwölffingerdarm. Solche Verwachsungen entstehen, wenn frühere Bauchoperationen oder Verletzungen nicht optimal verheilen und Narben hinterlassen. Der Patient ist bald nach dem Eingriff wieder beschwerdefrei. Er erinnert sich jetzt, Fisch gegessen zu haben – allerdings schon vor Monaten. Dass er dabei offenbar eine Gräte verschluckt hat, hat er seinerzeit gar nicht bemerkt. Die Ärzte bleiben neugierig und wollen herausfinden, auf welch seltsame Weise die Gräte an diesen ungewöhnlichen Ort kam. Deshalb spiegeln sie Magen und Zwölffinderdarm mit einer Fiberoptik – diese Untersuchung heißt Gastroduodenoskopie. Tatsächlich finden sie am Übergang von Magen und Zwölffingerdarm einen Entzündungsherd.

Medizinische Kuriosität

Offensichtlich hat sich die spitze Gräte im Magen-Darm-Trakt so unselig gedreht, dass sie an dieser Stelle die Darmwand durchstoßen und sich in die Leber gebohrt hat. Nachdem die Gräte entfernt ist, verschwinden sämtliche Symptome. Diese außergewöhnliche Ursache eines Leberabszesses gehört zu den Kuriositäten der Medizin. Der Behandlungserfolg bestätigt die Thesen der Ärzte: Bei der Nachuntersuchung treffen sie auf abgeheiltes Lebergewebe und einen gesunden Patienten, der künftig vielleicht grätenlosen Fischstäbchen den Vorzug geben wird.

Wie die Vorleserin ihre Geschichten verlor

Nichts liebte die Erzieherin Marianne P. mehr, als Kindern Geschichten vorzulesen. Das war ihre größte Freude, eine Quelle wirklicher Erfüllung für die 40-Jährige. Wenn die Kleinen ihr atemlos und glücklich lauschten, erlebte auch sie intensive Momente ganz persönlichen Glücks. Sie galt im Kindergarten, aber auch im Bekanntenkreis als die »Märchentante«, die Kinder immer mit wunderbaren Erzählungen in die faszinierend bunte Welt der Fantasie eintauchen ließ.

Innerhalb weniger Minuten ist nichts mehr wie zuvor ...
Bis zu jenem Donnerstagmorgen, an dem sich alles ändert – innerhalb von Minuten. Marianne P. steht vor ihrer Gruppe und will die Anwesenheitsliste durchgehen. Doch was sie auf dem Zettel vor sich sieht, hätten ebenso gut Hieroglyphen sein können. Die Buchstaben, ihre früheren Vertrauten, sind in genau diesem Augenblick zu merkwürdigen, unentzifferbaren Zeichen geworden, die für sie keinerlei Bedeutung mehr haben. Verwirrt wendet sie sich ihrem Tagesplan zu; einem seit Jahren täglich benutzten Routineinstrument zur Planung der Aktivitäten mit den Kindern. Ihr passiert dasselbe: Sie kann auf dem altbekannten Schriftstück nichts entziffern als seltsame geometrische Formen, die für sie aber keinen Sinn ergeben. Das sind keine Buchstaben mehr, die man zu Worten zusammenfügen kann. Das sind Codes, die ihr verschlossen bleiben.

Sie fühlt sich kerngesund ...
Marianne P. ist zutiefst verunsichert und kann sich keinen Reim auf diesen Verlust der Worte machen. Sie fühlt sich kerngesund, ist am Morgen noch voller Schwung aufgestanden und freute sich auf den Tag. Keinerlei Warnzeichen signalisierten, dass dies ihr Schicksalstag werden soll: Sie verspürte keine Übelkeit, kein Unwohlsein, ihr Herz raste nicht, sie fühlte kein Fieber (was sie natürlich nicht

überprüfte), auch ihre Konzentrationsfähigkeit war scharf wie immer.

Buchstaben werden zu sinnlosen Zeichen

Nur die Bedeutung der Worte, der Sätze ist im Gruppenraum plötzlich wie weggewischt. Schon wenig später erreicht diese Leseblindheit einen makabren Höhepunkt. Halloween steht bevor und Marianne P. hatte sich einige Tage zuvor einen Notizzettel mit den notwendigen Vorbereitungen geschrieben und ihn mit dem Wort »Halloween« übertitelt. Als sie jetzt auf das Blatt Papier blickt, erkennt sie als Überschrift ... sinnlosen Buchstabensalat. Noch heute kommen ihr die Tränen, wenn sie sich an diesen Augenblick erinnert: »Wie ist es möglich, dass jemand das Wort ›Halloween‹ nicht mehr lesen kann ...?«

Sie kann schreiben und versteht alles

Marianne P. informiert die Leiterin der Kindertagesstätte, die sie ratlos zunächst beurlaubt. Sie fährt für einige Tage zu ihrer Mutter, um dort in Ruhe herauszufinden, was mit ihr los ist. In den nächsten Tagen findet sie sich in einer verwirrenden Situation wieder. Sie kann auf der Tageszeitung nur unverständliche Zeichen erkennen. Sie kann auch die Uhr nicht mehr ablesen. Sie denkt langsamer, einfache Schritte des Tagesablaufs erscheinen ihr auf einmal »fremd«. Andererseits kann sie unverändert schreiben (allerdings die geschrieben Worte nicht mehr lesen). Sie versteht auch, was ihre Mutter ihr sagt. Ihre Verwirrung steigert sich zur Panik. Sie fährt in die Notaufnahme des Universitätsklinikums Chicago.

Ein MRT bringt rasch Klarheit

In der Abteilung für Neurologie schieben die Ärzte Marianne P. in den Kernspintomografen. Die aussagestarke Magnetresonanztomografie (MRT) identifiziert sofort die Wurzel des Übels. Marianne P. hat einen Schlaganfall erlitten. Teile ihres Gehirns wurden so lange nicht ausreichend durchblutet, dass die Nervenzellen in diesem Areal bereits abgestorben sind. Doch die Durchblutungsstörung ist an einer so außergewöhnlichen Stelle im Gehirn lokalisiert, dass als einziges Symptom eine sogenannte Wortblindheit auftrat. Mediziner bezeichnen dies als »Alexie ohne Agrafie«, übersetzt als: Leseunfähigkeit ohne den Verlust des Schreibens. Diese Mangeldurchblutung des Gehirns von Marianne P. stellt eine äußerst seltene Form eines Hirninfarkts dar, kommentiert das Neurologenteam um Dres. Jason Cuomo, Murray Flaster und José Biller von der Loyola-Universitätsklinik Chicago. Sie beschreiben den seltenen Fall in der Fachzeitschrift *Neurology.* Der Auslöser für den Hirninfarkt bei der relativ jungen Frau war offenbar eine unerkannte Entzündung der Hirngefäße. Es ist typisch für diese sogenannte primäre Angiitis der Blutgefäße im Gehirn, dass nur klar umschriebene Bezirke der Blutgefäßversorgung betroffen sind und unmittelbar danebenliegende Gehirnteile unbeeinträchtigt bleiben.

Ungewöhnliches Durchblutungschaos im Kopf

Erst eine subtile Analyse der Hirndurchblutung erklärt die merkwürdige Symptomatik von Marianne P. Die rare Form der Durchblutungsstörung im Kopf traf offenbar selektiv die linke hintere Hirnarterie (Arteria cerebralis posterior), die »über Kreuz« das rechte Sehzentrum mit Blut versorgt. Deshalb erleiden Menschen mit einem Verschluss dieses Blutgefäßes oft gleichzeitig eine rechtsseitige sogenannte Hemianopsie, eine Halbseitenblindheit, erläutert Dr. Cuomo in *Neurology.*

Das Sehzentrum ist vom Sprachzentrum »abgekoppelt«

Das Sehzentrum ist über das sogenannte Corpus callosum, den Balken, mit dem Sprachzentrum verbunden. Teile des Balkens im Gehirn von Marianne P. waren ebenfalls nicht durchblutet. Deshalb funktionierte die Weiterleitung der visuellen Eindrücke vom Sehzentrum an das Sprachzentrum nicht mehr. Die Verbindung dieser kommunizierenden Hirnbereiche war unterbrochen. Da das Sprachzentrum selbst aber von einer anderen Arterie versorgt wird und intakt war, konnte Marianne P. problemlos sprechen. Nur die Seheindrücke wurden nicht mehr zum Sprachzentrum geleitet, wo sie verarbeitet und »erkannt« werden. Deshalb verstand Marianne P. nicht mehr, was sie sah. Sie nahm die Buchstaben, Worte, Sätze wahr wie ein abstraktes Gemälde. Der konkrete »Input« aus dem Sehzentrum war einfach versiegt.

Erst ist sie verzweifelt … dann kämpft sie

Als Marianne P. dies erfährt, verzweifelt sie schier. Unmittelbar nach der Diagnose ruft sie ihre Mutter an und schreit weinend in den Hörer: »Ich bin am Ende. Es ist ein Schlaganfall …« Doch nach einigen Tagen kehrt ihr Kampfgeist zurück und damit eine bewundernswerte Kreativität. Herkömmliche Verfahren eines Sprachtrainings würden bei diesem Typ Schlaganfall nicht wirken. Deshalb entwickelt Marianne P. eigene Methoden, um Worte zu entziffern. Sie markiert jeden einzelnen Buchstaben in einem Text und sucht das optisch identische Zeichen auf einem danebenliegenden nummerierten Alphabet. So kann sie ableiten: Dieses Zeichen ist mit der Zahl 6 markiert; also »F«. Mühsam gelingt es ihr so, kleine Texte zu entziffern. Manchmal rufen die Zeichen in ihr auch Emotionen hervor. Beim Wort »Eiscreme« (etwas, das sie liebt), meint sie: »Hm, dieses Wort mag ich …« Und beim Wort »Spargel«, den sie immer verabscheute, reagiert sie mit dem Kommentar: »Irgendetwas stört mich an diesem Begriff.« Allerdings: Wirklich gewinnen kann sie den Kampf nicht. Der Schlaganfall hat die für das Lesen zuständigen Nervenbezirke in ihrem Gehirn für immer zerstört. Marianne P. wird nie wieder lesen können.

Doch die übrigen Sinne und mentalen Fähigkeiten funktionieren bei Marianne P.s Alexie ohne Agrafie ganz normal. Sie beginnt, über Kopfhörer Hörbücher zu genießen. Und so findet sie einen Trost darin, sich im Kindergarten nicht mehr als »Vorleserin«, aber auf andere Weise zu engagieren. Knapp ein Jahr nach dem Schlaganfall sucht sie das Chicagoer Krankenhaus noch einmal zu einer Nachuntersuchung auf. Erneut steht Halloween vor der Tür. Marianne P. erzählt den Ärzten: »Diesmal werde ich zwar nichts vorlesen. Aber ich habe bei den Vorbereitungen geholfen und ich werde die Lunchpakete fürs Picknick packen. Wenn ich meinen Hund davon abhalte, die Leckereien zu stibitzen, habe ich einen kleinen Sieg errungen.«

Sexsalbe holt zum Kahlschlag aus

Die temperamentvolle Puerto Ricanerin lebt seit Jahren in der Nähe von Miami. Sie hat die Wechseljahre bereits hinter sich, fühlt sich aber topfit, jung und attraktiv. Umso stärker schmerzt die 52-Jährige ein seltsamer Haarausfall, der sie seit einem Jahr plagt. Besonders leidet sie darunter, dass ihre Haare nach einem »männlichen« Muster ausfallen, bei dem sie ausgeprägte Geheimratsecken bekommt und sich in der Mitte des Hinterkopfes ein großes, rundes Glatzenareal bildet.

Ansonsten: alles weiblich

Sie stellt sich daher in der Dermatologie der Uniklinik Miami vor, um der Glatzenbildung auf die Spur zu kommen. Die Ärzte dort untersuchen sie zunächst auf weitere Zeichen eines hormonellen Ungleichgewichts. Einem derartigen Haarausfall, wie er sonst vor allem bei Männern vorkommt, medizinisch als androgenetische Alopezie bezeichnet, kann bei Frauen eine Hormonstörung des Körpers zugrunde liegen. Ein Hormonchaos kann speziell nach dem Klimakterium im weiblichen Organismus manchmal ein relatives Übergewicht männlicher Hormone fördern. Neben dem Haarverlust gibt es aber keine weiteren Anzeichen für eine hormonell bedingte Vermännlichung der Lateinamerikanerin. Die Hautärzte finden weder Akne noch übermäßig starke Körperbehaarung (Hirsutismus) oder Übergewicht mit einem männlichen Fettverteilungsmuster.

Haar-Wissenschaft

Um über den subjektiven Eindruck hinaus den Haarverlust wissenschaftlich exakt zu bestimmen, messen die Mediziner die Problembereiche auf dem Kopf ihrer Patientin nach der sogenannten Hamilton-Norwood-Skala aus. Sie erlaubt bei androgenetischem Haarausfall, den Schweregrad des Problems präzise zu bestimmen, erläutert die

Ärztegruppe um Dres. Carol Lattouf, Mariya Miteva und Antonella Tosti von der Abteilung für Dermatologie und Hautchirurgie der Miller School of Medicine, Universität Miami.

Nach dieser Skala lässt sich im konkreten Fall tatsächlich ein erhebliches Ausmaß eines androgenetischen Haarausfalls mit mehr als 20 Prozent Haarverlust dokumentieren, so die Dermatologen im Fachjournal *Archives of Dermatology*.

Bösartiges ausgeschlossen

Dies und der relativ abrupte Beginn und schnelle Verlauf des Problems lassen die Ärztinnen stutzig werden. Könnte vielleicht sogar eine bösartige Erkrankung wie eine Eileitergeschwulst, medizinisch Ovarialkarzinom, hinter den Beschwerden stecken? Glücklicherweise können mehrere Ultraschalluntersuchungen, bei denen der Schallkopf den Bauch abtastet und auch transvaginal in die Nähe der Eierstöcke gebracht wird, diese Befürchtung zerstreuen.

Testosteron-Hoch

Bei einer Bestimmung der männlichen Hormone im Körper der Frau stoßen die Medizinerinnen aber auf ein überraschendes Hoch des Testosterons. Der Blutspiegel dieses klassischen Männerhormons liegt im Blut ihrer Patientin bei 146 Pikogramm pro Deziliter; dies übersteigt den Normalwert von 2 bis 45 Pikogramm/Deziliter um ein Vielfaches.

Schuld war die Zärtlichkeit

Erst ein näherer Blick auf die Beziehung und das Liebesleben der Frau kann das Rätsel endlich lüften. Ihr Mann hatte wegen einer Funktionsstörung der Hoden, von Experten Hypogonadismus genannt, einen Testosteronmangel entwickelt. Dies führte unter anderem zu einem Verlust an Libido, also des sexuellen Appetits. Deshalb besorgte er sich eine Hormonsalbe, die Testosteron enthält und über die Haut in den Körper abgibt. Damit cremte er sich, wie vom Arzt empfohlen, seit 18 Monaten täglich sorgfältig den Oberarm ein.

Der hohe Testosteronspiegel bei seiner Frau, der Beginn ihres »männlichen« Haarausfalls vor einem Jahr – alles passt jetzt zusammen. Die Hormoncreme hatte nicht nur das Testosteron des Mannes hochgepusht. Das Hormon war bei engem Körperkontakt und zärtlichen Berührungen auch auf die Haut der Frau gelangt und von dort in ihren Organismus geflutet. Und zwar ganz offensichtlich in einem Ausmaß, das ihren Spiegel des männlichen Sexualhormons rasant ansteigen und die Haare im selben Tempo ausfallen ließ.

Die Therapie ist jetzt simpel: Der Ehemann wird instruiert, wann und wie er das Hormonpräparat so aufträgt, dass seine Frau keine unabsichtliche Überdosis mehr abbekommt. Der Frau verordnen die Dermatologen ein Präparat, das ihre Haare wieder wachsen lässt – erfolgreich.

Millionen Kurzschlüsse im Gehirn

Alles begann am Mittwoch, 9. November 2011. An dieses Datum kann sich Karin R. bis heute erinnern. Denn es markiert einen Meilenstein in ihrem Leben, den Beginn eines Leidensweges, den sie nur ganz knapp überleben sollte. Aber davon wusste sie an diesem Tag noch nichts ... An diesem 9. November findet ein Umtrunk auf der Dachterrasse des Hauses statt, in dem die 32-Jährige arbeitet. Doch nach kurzer Zeit verabschiedet sich Karin R. von ihren Kolleginnen. Sie fühlt sich schlapp, fröstelnd, bekommt Kopfweh. Sie glaubt, eine Erkältung bahne sich an. »Es war in diesem Monat wirklich saukalt«, erinnert sich ihr Verlobter Oliver M. rückblickend, »eine Erkältung schien naheliegend.«

Spannung im Rücken

Am Wochenende wird der Kopfschmerz erheblich stärker. Trotz der Beschwerden geht Karin am Montag zur Arbeit. Im Büro bekommt sie plötzlich starke, stechende Schmerzen in den Rückenmuskeln und der Wirbelsäule. Die junge Frau kannte bisher nie Rückenprobleme, doch jetzt kann sie nur gebückt durch die Büroräume schleichen. Sie glaubt an einen Bandscheibenvorfall, sieht die Ursache aber eher in einer muskulären Verspannung. Tatsächlich tastet die Ärztin, die Karin R. konsultiert, im Nacken extreme Verhärtungen. Sie verschreibt der Patientin schmerzlindernde Entzündungshemmer und ein muskelentspannendes Medikament.

Schmerzmittel unter Verdacht

Die Medikamente nützen nichts. Der Schmerz bleibt. In der Nacht wird es Karin R. so sterbensübel, dass sie ihren Verlobten weckt. Sie bricht im Badezimmer zusammen. Der Verlobte alarmiert den Notarzt, der sie sofort ins Krankenhaus schickt. Die Notfallmediziner hängen Sabine an den Tropf, stabilisieren damit ihren Kreislauf. Als Grund für die Übelkeit und den Zusammenbruch vermuten sie Nebenwirkungen der starken Schmerzmedikamente. Sie verordnen andere schmerzlindernde Substanzen und entlassen Karin R. wieder.

Schwindel drückt sie an die Wand

Inzwischen ist der Dezember angebrochen, die Weihnachtsvorbereitungen laufen schon. Zu Kopfschmerz und Rückenschmerzen sind starke Schwindelgefühle hinzugekommen. Karin R. erinnert sich: »Ich musste mich an die Wand stützen, um geradeaus laufen zu können.« Ihr Verlobter hat sich angewöhnt, beim Treppensteigen immer hinter ihr zu laufen, um sie notfalls aufzufangen. Als sie der Hausärztin beim nächsten Besuch auch von einer Fallneigung berichtet, überweist diese sie an die Neurologische Abteilung der Asklepios Klinik Barmbek. Dort soll die inzwischen wahrscheinliche neurologische Ursache der Beschwerden gefunden werden.

Seltene Nervenleiden?

Die Neurologen gehen, wie die Hausärztin, aufgrund des Schwindels und der Gleichgewichtsstörungen von einer Erkrankung des Nervensystems aus. Die vieldeutigen Symptome können aber nur schwer einer bestimmten Erkrankung zugeordnet werden. Deshalb ziehen die Ärzte einige seltene Nervenerkrankungen in Betracht. Zuerst diagnostizieren sie ein mögliches Guillain-Barré-Syndrom. Bei dieser neuronalen Krankheit entzünden sich aus ungeklärter Ursache die peripheren Nerven. Besonders stark und häufig betroffen sind die Nervenwurzeln an der Grenze zum Rückenmark. Doch durch einige Tests lässt sich diese Verdachtsdiagnose widerlegen, berichtet der behandelnde Oberarzt in *Abenteuer Diagnose*.

Kernspin: Nerven entzündet

In der Kernspintomografie sehen die Neurologen ausgedehnte entzündete Bereiche im Rückenmark und an den Nervenwurzeln. Speziell die Entzündung der Nervenwurzeln könnte durch eine ebenfalls seltene Nervenkrankheit, das sogenannte Elsberg-Syndrom, ausgelöst sein. Doch bei dieser Erkrankung bildet das Immunsystem bestimmte Abwehrstoffe, die im Blut erhöht sein müssten. Die entsprechenden Laborwerte liegen bei Karin R. aber völlig normal. Damit hat sich diese These ebenfalls als falsch erwiesen.

Borreliose? Auch nicht

Da sich Karin R. jetzt erinnert, vor einigen Wochen von einer Zecke gebissen worden zu sein, könnten Infektionserreger des Parasiten hinter den Beschwerden stecken. Eine der beiden Zeckeninfektionen, die Frühsommer-Meningoenzephalitis (FSME), kommt wegen der Jahreszeit nicht infrage. Neben den FSME-Erregern werden bei einem Zeckenbiss oft auch Borrelien übertragen – das sind Bakterien, die neurologische Beschwerden auslösen. Doch ein Bluttest zeigt: Das Immunsystem hat keine Abwehrstoffe gegen Borrelien gebildet: Also wieder eine diagnostische Sackgasse.

Wahn, Halluzinationen

Während die Ärzte noch die verschiedenen diagnostischen Möglichkeiten erörtern und prüfen, nimmt die unbekannte Krankheit von Karin R. einen dramatischen Verlauf. Am vierten Tag im Krankenhaus entwickelt die junge Frau urplötzlich Wahnvorstellungen. Sie schildert panisch, dass Mäuse auf ihren Knien sitzen und die Nagetiere sie zur Eile antreiben. In den nächsten Tagen entwickelt die Krankheit eine erschreckende Eigendynamik. Fast stündlich hält sie neue Hiobsbotschaften für die Neurologen bereit: Karin R. bekommt optische und akustische Halluzinationen. Sie sieht Personen, die im Zimmer nicht anwesend sind. Sie unterhält sich mit Stimmen, die nur sie hören kann. Die Stimmen erteilen ihr Befehle und bedrohen sie.

Einzigartiges Rätsel

Wenn diese Symptome zuerst aufgetreten wären, hätten die Ärzte wohl eine paranoid-halluzinatorische Psychose diagnostiziert und ihre Patientin psychiatrisch behandelt. Bei dieser Vorgeschichte aber stehen sie vor einem gigantischen Rätsel: Wie passen die Einzelteile des diagnostischen Puzzles nur zusammen? Erkältungssymptome, Kopfweh, Rückenschmerz, Schwindel, Gleichgewichtsstörungen, Wahnbilder und Halluzinationen – das scheint zu keinem bekannten Krankheitsbild zu passen. Trotz ihrer umfangreichen Erfahrung waren die Neurologen mit einer so komplexen diagnostischen Herausforderung bislang kaum konfrontiert.

Diagnostik läuft ins Leere

Alle diagnostischen Erklärungsversuche laufen ins Leere. In der Kernspintomografie lassen sich Entzündungen im zentralen Nervensystem nachweisen. Aber: Es finden sich keine Krankheitserreger, die sie ausgelöst haben. Das Immunsystem könnte das Nervensystem als Reaktion auf Viren entzündet haben. Aber: Es lassen sich im Blut keine gegen Viren gerichteten Antikörper nachweisen, die diese These untermauern.

Immunattacke aufs Gehirn?

Jetzt denken die Ärzte erstmals daran, dass eine sehr seltene Autoimmunkrankheit hinter Karin R.s unerklärlichen Symptomen stecken könnte. Wenn Immunzellen irrtümlich das Gehirn angreifen, kann dies zu einem grotesk irreführenden Beschwerdebild führen. Die Immunstoffe lösen eine schwere Entzündung des ganzen Gehirns aus, eine Enzephalitis.

Nur 420 Fälle weltweit

Inzwischen gehen die Ärzte von dieser Situation aus: Sie glauben an eine sehr rare und lebensgefährliche Nervenerkrankung mit dem Namen Anti-NMDA-Rezeptor-Enzephalitis. Davon sind weltweit bisher etwa 420 Fälle jemals beschrieben worden.

Schaltstellen außer Gefecht

Die NMDA-Rezeptoren sind wichtige Schaltstellen im Gehirn. Sie verlöten sozusagen die Nerven im Gehirn miteinander. So ermöglichen sie eine schnelle und reibungslose Kommunikation der Nervenzellen untereinander. Diese Rezeptoren sind also für eine fehlerlose Signalübertragung im Gehirn zwingend erforderlich. Wenn das Immunsystem sie attackiert und außer Gefecht setzt, entstehen im Gehirn Millionen von Kurzschlüssen gleichzeitig – mit unabsehbaren Folgen. Etwa 80 Prozent der Erkrankten sind junge Frauen, das Durchschnittsalter der Betroffenen liegt bei nur 23 Jahren.

Verwirrendes Bild

Die Kurzschlüsse im Gehirn und das wild gewordene Immunsystem erklärt auch das oft bunt durcheinandergewürfelte Symptombild der seltenen Krankheit. Die Erkrankung beginnt oft mit einem »Grippe«-Vorstadium, wie bei Karin R., und mit unberechenbar verteilten Schmerzen. Schwindel, Gehstörungen, Verwirrtheit, Halluzinationen – sämtliche dieser Beschwerden sind durch die fehlgesteuerten Signale im Kopf bedingt. Und alles hat Karin R. bereits durchlitten. Aber damit ist ihr Leidensweg noch nicht zu Ende.

Dem Tod nahe

Innerhalb von Stunden fällt sie in ein tiefes Koma. Sie bekommt hohes Fieber, ihr Herz rast, epileptische Anfälle schütteln ihren Körper. Sie steht am Rande des Todes. In ihrem zentralen Nervensystem ist totales Chaos ausgebrochen, der Kreislauf und die Atmung versagen. Sie wird auf die Intensivstation verlegt, muss künstlich beatmet werden.

Endlich bekommen die Ärzte die sehnlich erwarteten Laborergebnisse mit dem erwarteten (und befürchteten) Resultat. Im Blut und im Liquor, dem Nervenwasser, lassen sich Antikörper gegen die NMDA-Hirnrezeptoren dokumentieren. Damit ist die Diagnose einer Anti-NMDA-Rezeptor-Enzephalitis gesichert.

Tumor als Zünder

Aber die Diagnose gibt nicht nur Sicherheit bezüglich der Krankheitsursache. Sie macht zugleich eine ganze Kaskade weiterer Untersuchungen nötig. Denn bei einer Anti-NMDA-Rezeptor-Enzephalitis bilden sich die zerstörerischen Antikörper nicht spontan wie bei manchen anderen Autoimmunerkrankungen. Das Immunsystem wird bei dieser Enzephalitis zuerst durch irgendetwas zur Aufrüstung stimuliert. Meist ist es eine unerkannte Geschwulst, die als Initialzündung das Abwehrsystem zur Attacke treibt – erst danach greift es das Gehirn an. Die Ärzte müssen also auch noch auf Tumorsuche gehen. Tatsächlich finden sie beim Ganzkörper-Scan eine Wucherung in den Eierstöcken der Patientin, die noch immer im Koma liegt. Zumindest diesmal hat Karin R. ein wenig Glück: Die Geschwulst ist gutartig und kann vollständig entfernt werden.

Verfrühter Optimismus

Damit ist ein erster Therapieschritt getan. Denn wenn die Eierstockgeschwulst als Reizsignal für das Immunsystem wegfällt, wird die körpereigene Abwehr auch die weitere Bildung von Antikörpern einstellen und damit die Gehirnattacke abblasen. Dann müsste sich der Zustand der Patientin eigentlich bessern. Dies hoffen die Ärzte jedenfalls. Doch ihr Optimismus ist verfrüht. Karin R. liegt weiterhin in tiefem Koma.

Medikamentencocktail erfolglos

Karin R. bekommt nach der Operation eine ausgeklügelte Therapie, die alle Aspekte der komplizierten Hirnentzündung berücksichtigt: Immunglobuline, also spezielle Abwehrstoffe, sollen die zerstörerischen Antikörper bereits im Blut aufspüren, an sich binden und unschädlich machen. So werden die gefährlichen Antikörper bereits im Blut neutralisiert, können gar nicht erst ins Gehirn fluten und dort ein Signalchaos auslösen. Außerdem erhält Karin R. hohe Dosen Kortison, um die Gehirnentzündung in den Griff zu bekommen und allmählich abklingen zu lassen. Drittens wird ihr Blut über Wochen gewaschen, um die lebensgefährlichen Antikörper herauszufiltern. Der Effekt der Behandlung: null. Karin liegt unverändert im Koma, erleidet immer wieder schwere epileptische Krampfanfälle.

Krebsmittel bringen die Wende

Den Ärzten ist klar: Jetzt oder nie entscheidet sich das Schicksal ihrer Patientin. Wenn sie trotz hochwirksamer Medikamente und Blutwäsche nicht bald aus dem Koma aufwacht, wird sie es wohl nie mehr schaffen. Oder wenn, dann nur mit einem kaum abzuschätzenden bleibenden Hirnschaden. In dieser verzweifelten Situation entscheiden sich die Ärzte zu einem gewagten Schritt: Sie verabreichen Karin R. zwei Medikamente, die eigentlich in der Krebstherapie eingesetzt werden und das Immunsystem vorübergehend komplett ausschalten. Eine Behandlung mit drastischem Risiko, denn die Patientin steht unter hoher Infektionsgefahr und muss eine Zeit lang praktisch keimfrei behandelt werden. Aber dies ist die einzige Möglichkeit, das Ruder noch einmal herumzureißen.

Zurück ins Leben

Und das Wunder geschieht: Nach einer guten Woche schlägt Karin R. zum ersten Mal seit Monaten die Augen auf. Sie kann noch nicht sprechen, reagiert auf jede Bewegung und jeden Außenreiz extrem ängstlich. Aber sie ist zurück im Leben. Gegen eine Panikstörung, die offenbar als Restsymptom zurückgeblieben ist, helfen ihr angstlösende Medikamente. Einige Tage später spricht Karin R. die ersten Worte ihres wiedergewonnenen Lebens. Sie greift erstmals nach der ausgestreckten Hand ihres Verlobten. Ab Ende des laufenden Monats, also weitere eineinhalb Wochen später, geht es mit ihr rapide aufwärts. Sie unterhält sich, lächelt wieder. Die Nachuntersuchungen zeigen, dass das Gehirn von Karin R. die Torturen unglaublicherweise ohne jeden bleibenden Schaden überstanden hat.

Drei Pläne

Aber sie muss in einer Rehaklinik lernen, den Alltag wieder zu bewältigen. Dort gewinnt sie ihren Optimismus und ihren Humor zurück. Im März schmiedet sie bereits konkrete Pläne. Erstens: Sie will möglichst rasch zurück an ihren Arbeitsplatz. Zweitens: Sie will nach sechsjähriger Verlobungszeit ihren Dauerfreund endlich heiraten. Und sie will drittens für ihre Freunde ein Tagebuch schreiben, in dem sie aus ihrer Sicht die schicksalhaften Wochen beschreibt, in denen sie so knapp dem Tod entging.

Die unendliche Geschichte der Qual und ihr glückliches Ende

Ein Leben ohne Schmerzen – Walther G. kann sich das seit vielen Jahren gar nicht mehr vorstellen. Fast seit Beginn seiner bewussten Erinnerung plagen schmerzhafte, unerklärliche Beschwerden den heute 45-Jährigen. Er weiß noch, was am Tag seiner Einschulung geschah: Es war 1974 in der damaligen DDR, als sein jahrzehntelanger Leidensweg seinen Anfang nahm. Seine Mutter will ihm beim Anziehen der Schuhe helfen, da bemerkt sie einen auffälligen roten Fleck an seinem Knöchel. Kurz entschlossen schnappt sie sich ihren Sohn und fährt mit ihm in die Klinik. Dort dokumentieren die Ärzte neben der Hautrötung auch Schmerzen, die der Junge bis dahin nicht angegeben hatte. Bald darauf bekommt er auch Fieber. Bei dieser Konstellation sind sich die Ärzte erst einmal sicher: Walther G. leidet nach ihrer Meinung an rheumatischem Fieber: Die Infektionskrankheit wird durch Bakterien ausgelöst, sogenannte betahämolysierende Streptokokken. Deshalb wird diese fiebrige Erkrankung bis heute manchmal als Streptokokkenrheumatismus bezeichnet. Die Infektion spricht glücklicherweise gut auf Antibiotika an – normalerweise. Doch beim sechsjährigen Walther hilft das Penicillin nichts, das er jetzt regelmäßig gespritzt bekommt. Der Gelenkschmerz bleibt bestehen.

Schubweise Attacken

Später kommen Bauchkrämpfe hinzu, die den Heranwachsenden immer wieder quälen. Auffällig: Das Fieber und die extremen Magenkrämpfe treten anfallartig auf. Zwischen die Attacken schieben sich immer wieder schmerz- und fieberfreie Intervalle. Doch das ändert nichts daran, dass Walthers Leben von den seltsamen und ärztlich nie schlüssig erklärten Schmerzen und Fieberepisoden geprägt ist. Während der Schübe beobachtet Walther G. Schwellungen, die über seinen Körper wandern und sich mal hier, mal dort ausprägen. Er erinnert sich beispielsweise, dass rötliche Schwellungen teilweise »abwärts« entlang der Extremitäten wanderten. So war in diesen Fällen erst der Oberarm, dann das Areal um die Ellenbogen und schließlich die Hand geschwollen. Ähnliche Wanderschwellungen traten auch an Oberschenkel, Knie und hinab bis zum Fuß auf. Die Ärzte standen vor einem Rätsel, dessen Lösung noch Jahrzehnte dauern sollte.

Krebsverdacht

Dazwischen liegen unzählige Stunden Schmerz und eine Vielzahl von ärztlichen Diagnoseversuchen, die aber sämtlich frustrierend verlaufen und keine klare Ursache der Beschwerden ans Licht bringen. Eine Krankheitsepisode ist Walther G. bis heute besonders lebhaft in Erinnerung geblieben. Er war 16 Jahre alt, hatte immer wieder Schmerzen und sich inzwischen mit diesem Schicksal mehr oder minder abgefunden. Kein Arzt hatte aufdecken können, was ihm wirklich fehlte. Plötzlich packt ihn eine ungewöhnlich heftige Schmerzwelle, begleitet von einer Schwellung, die langsam über den Bauch abwärts wandert. Sie zieht sich bis in den Nebenhoden, der entsetzlich wehtut. Walther G. geht zu einem Urologen, der ihn sofort ins Krankenhaus weiterschickt. Denn außer dem Hoden sind inzwischen auch die Lymphknoten in der Leiste dick geworden. Dies weckt einen schlimmen Verdacht: Hinter der Kombination von Lymphknotenschwellung und wiederkehrenden Fieberschüben kann Lymphdrüsenkrebs stecken.

Wunderheilung

Die Operation der Lymphdrüsen ist schon angesetzt, da ändern sich das Krankheitsbild und seine ärztliche Bewertung schlagartig. Plötzlich schnellen die Entzündungswerte in Walthers Blut hoch, und der vermeintliche Lymphdrüsenkrebs erweist sich als Entzündung der Lymphknoten. Noch verblüffender: Walther G. hat zu diesem Zeitpunkt noch keinerlei Medikamente bekommen. Doch kurz darauf verschwinden die Schwellungen der Lymphknoten und auch des Hodens wie von Zauberhand, sie sind ganz von allein ohne Therapie einfach weg. Die Ärzte verstehen die medizinische Welt nicht mehr, entlassen dann aber den kurzzeitig beschwerdefreien Patienten, ohne sich einen Reim auf die Wunderheilung machen zu können.

Wendepunkt

Das Jahr 2004 markiert unerwartet und kaum noch erhofft einen Wendepunkt in der Schmerzgeschichte von Walther G. Inzwischen ist sein ganzes Leben durch seine Qualen und die Erwartung einer neuen rätselhaften Attacke geprägt. Doch an jenem denkwürdigen Tag erwischt es ihn schlimmer als je zuvor: Kaum zu ertragende Magenschmerzen plus Fieber wecken ihn ihm das Gefühl, es gehe mit ihm zu Ende. In seiner Verzweiflung greift er irgendeine Packung aus der Hausapotheke, ein lange im Kühlschrank aufbewahrtes altes Rheumamittel, und schluckt alle Tabletten auf einmal. Ihm ist jetzt alles egal, soll das Schicksal doch seinen Lauf nehmen. Und ein Wunder geschieht: Kaum 30 Minuten später sind alle Schmerzen und Krämpfe komplett verschwunden. Walther G. ist konsterniert und glücklich zugleich. Irgendeinen Zusammenhang zwischen seiner jahrezehntelangen Qual und der Linderung durch die Rheumapillen muss es geben. Er vereinbart in Hochstimmung einen Termin bei den Rheumatologen der nächstgelegenen Universitätsklinik. Zu diesem Zeitpunkt hat er die traurige Patientenkarriere eines über 30 Jahre lang erfolglos durchgecheckten und erfolglos behandelten Schmerzkranken hinter sich.

Bitte Geduld!

Und auch diesmal: Die Hoffnung auf eine rasche Aufklärung seines Falles wird rasch gedämpft. Auch die Rheumaspezialisten der Uniklinik Jena stehen zunächst vor einem Rätsel. Schwellungen, die von selbst verschwinden; Fieberattacken, die kommen und gehen; 30 Jahre dauernde Gelenkschmerzen ohne erkennbare Ursache – das ergibt kein kohärentes Bild. Ein Gelenkrheuma, eine rheumatoide Arthritis, können sie rasch ausschließen. Auch alle übrigen Diagnosen, die naheliegen, werden abgeklärt und wieder verworfen.

Medizinische Sensation

Schließlich kommen als Auslöser der Beschwerden nur noch extrem seltene Krankheiten infrage, berichten die Ärzte der Universitätsklinik in *Abenteuer Diagnose*. Eine von ihnen trägt den merkwürdigen Namen TRAPS, die Kurzform des wissenschaftlichen Begriffes TNS-Rezeptor Assoziiertes Periodisches Syndrom. Es handelt sich um eine genetische, also erbliche Anomalie eines »Zellschalters« (Rezeptors), der für die Vermittlung von Entzündungssignalen verantwortlich ist. Diese extrem rare Anomalie, bisher in Europa in 200 Fällen dokumentiert, könnte die mysteriösen Beschwerden von Walther G. auslösen. Um das zu bestätigen, muss er sich einem Gentest unterziehen. Das Ergebnis ist eine medizinische Sensation: Es handelt sich tatsächlich um TRAPS, das genetische periodische Fiebersyndrom, so selten wie ein weißer Löwe.

Immunsystem in Lauerstellung

Diese Erbkrankheit führt dazu, dass das körpereigene Immunsystem außer Rand und Band gerät. Die Situation: Im Körper jedes Menschen warten Abwehrzellen auf ihren Einsatz. Sie dienen dazu, Eindringlinge in den Organismus wie Bakterien, Viren oder Fremdkörper abzufangen und unschädlich zu machen. Damit dieser Abwehrschlag koordiniert geführt wird und nicht jede Immunzelle auf eigene Faust losschlägt, produziert der Körper Signalstoffe. Diese Signalsubstanzen docken an »Landungsbrücken« (Rezeptoren) auf den Abwehrzellen an.

Rezeptoren vermitteln Befehle

Die Rezeptoren können den Immunzellen den Marschbefehl erteilen und sie auch dann, wenn die Invasion etwa von Bakterien abgewehrt ist, wieder inaktivieren und in den Schlaf schicken. Beim TRAPS arbeitet einer dieser Schalter nicht richtig. Der Rezeptor sendet aufgrund einer Gendefektes nie das korrekte Signal ans Immunsystem, die Abwehrschlacht zu beenden. Deshalb bleiben viele Immunzellen ständig in Habachtstellung und drehen beim geringsten Anlass wie Stress oder banalen Infekten völlig durch. In ihrer Hysterie greifen sie dann auch körpereigenes Gewebe wie Gelenkknorpel an und zerstören es. Diese periodisch fehlgeleitete Immunaktivität erklärt die Schmerzen und Krämpfe beim TRAPS – aber auch die beschwerdefreien Intervalle wie bei Walter G.

Ein Biologikum hilft

Da es sich um einen Gendefekt handelt, ist eine ursächliche Behandlung (abgesehen von einer theoretisch irgendwann möglichen Gentherapie) nicht möglich. Die Entzündungsschübe durch die wild gewordenen Immunzellen ließen sich mit entzündungshemmendem Kortison in den Griff bekommen. Doch die wirksame Dosis müsste so hoch angesetzt sein, dass schwere Nebenwirkungen drohten. Allerdings gibt es ein neues Mittel, ein sogenanntes Biologikum. Biologika (Biologics) sind therapeutisch wirksame Eiweiße, die aus lebenden Zellen gewonnen werden. Ein derartiges therapeutisches Protein schlägt bei Walther G. überraschend gut an. Auch wenn er nie »geheilt« sein wird – er führt heute dank des Biologikums ein weitgehend normales schmerzfreies Leben. Das ist mehr, als er jahrzehntelang zu hoffen wagte.

Die Zeitbombe, die im Bauch von Abd-Allah tickte

»Als ob mir jemand ein Messer in den Bauch sticht und mich bei lebendigem Leib aufschneidet« – so drastisch schildert der 19-jährige Abd-Allah seine Schmerzen im Unterbauch. Schon seit mehr als zwei Jahren wird der junge Araber immer wieder von heftigen Bauchkrämpfen geschüttelt, ohne dass ein äußerer Auslöser erkennbar ist. Manchmal begleiten Symptome wie Übelkeit oder Erbrechen die attackenartig auftretenden Schmerzen. Dieses Mal ist das Reißen im Bauch so unerträglich geworden, dass Abd-Allah ins King Fahad Specialist Hospital im saudi-arabischen Dammam eingeliefert wird. Zusätzlich tritt jetzt ein heftiger Drehschwindel auf, der junge Mann kippt bereits beim ersten Untersuchungsgespräch mehrfach fast um.

Krebs? Nein. Infekt? Nein

Die Stuhlgewohnheiten des Patienten sind allerdings unauffällig, und er hat auch nicht an Gewicht verloren. Beides macht ein Krebsgeschwür als Ursache der Schmerzen unwahrscheinlich. Abd-Allahs Körpertemperatur ist mit 37,5 Grad Celsius nur minimal erhöht; damit ist auch eine akute Infektion praktisch ausgeschlossen. Die Laborbefunde geben ebenfalls nicht viel her. Leber- und Nierenwerte sind normal. Auch die serologische Untersuchung des Blutes auf Antikörper, die etwa einen Parasitenbefall anzeigen müssten, liegen im Normbereich. Lediglich die weißen Blutkörperchen sind auffällig erhöht. Dieser medizinisch als Leukozytose bezeichnete Wert spricht für eine massive Reaktion des Immunsystems … aber wogegen wehrt sich die Körperabwehr derart vehement?

Eine Höhle in der Leber

Glücklicherweise misstrauen die Ärzte den eigenen Ergebnissen und lassen sich von der negativen Parasiten-Serologie nicht täuschen. Irgendetwas muss die quälenden Schmerzen schließlich auslösen, und ein Befall mit Parasiten wäre angesichts der niedrigen Körpertemperatur bei gleichzeitig hoher Aktivität weißer Blutkörperchen nicht unwahrscheinlich. Sie schieben Abd-Allah in die CT-Röhre und richten bei der Untersuchung ihr Augenmerk besonders auf die Leber als größtes Stoffwechselorgan, das am ehesten für diese Beschwerden verantwortlich sein könnte. Tatsächlich: Bereits auf den ersten Blick sehen die Ärzte einen großen, etwa acht mal acht Zentimeter messenden Hohlraum in der Leber, der durch innere Trennwände mehrfach unterteilt ist. Dies berichtet das Ärzteteam um Dr. Abdul-Wahed Meshikhes und Kollegen in einem Fallbericht des *British Medical Journal.* Eine derartige Höhle nennen Experten eine Hydatidenzyste.

Jede Menge Würmer im Bauch

Diese Zyste ist charakteristisch für einen Befall mit dem Hunde- oder Fuchsbandwurm. In der Zyste reifen die Finnen, also die Larven der Würmer, in ihrem »Wirt« heran. Außerdem finden die arabischen Ärzte im Bauchraum des jungen Mannes noch eine Menge kleinerer Zysten, dicht an dicht gedrängt, sämtlich mit heranreifenden Bandwürmern gefüllt. Die Entdeckung macht schlagartig zwei Dinge klar: Der Bauch des 19-Jährigen beherbergt Massen von Würmern. Und: Der negative Bluttest auf Parasiten, der Entwarnung signalisiert hatte, war falsch.

Drohender Schock

Jetzt sind die Ärzte in höchster Alarmbereitschaft. Denn wenn eine prall mit Finnen gefüllte Zyste platzt, kann dies eine heftige Immunreaktion auslösen, einen anaphylaktischen Schock. Die Folge kann ein multiples Organversagen sein, das in den meisten Fällen nicht mehr beherrschbar ist. Abd-Allah schwebt in Lebensgefahr.

Riskante Operation

Die Ärzte müssen die Zysten sofort herausoperieren. Aber auch dieser Eingriff erfordert höchstes Fingerspitzengefühl und birgt ein hohes Risiko. Wenn bei der Operation das Skalpell die Zystenwand anritzt, werden Bandwürmer in den Organismus geschwemmt. Dies kann ebenfalls einen Schock auslösen; selbst dann, wenn nur wenige der Parasiten in den Blutkreislauf gelangen und ein Schock ausbleibt, lauert Gefahr. Die Würmer oder ihre Vorstufen können sich in inneren Organen festsetzen, sie allmählich aushöhlen und zerstören.

Bombe rechtzeitig entschärft

Abd-Allah trägt also eine Zeitbombe in sich, die jederzeit explodieren kann. Doch er hat Glück. Die Ärzte eröffnen den Bauch und schneiden zuerst die große Leberzyste heraus. Das gelingt. Dann operieren sie nach und nach die kleineren heraus. Ganz winzige Zysten drainieren sie, lassen den Inhalt also mit großer Vorsicht nach außen in ein Auffanggefäß abfließen. Bei der Operation wird deutlich, wie dringlich der Eingriff war. Einige der kleineren Zysten wurden gerade noch rechtzeitig entfernt. In ihnen hatten sich bereits Lecks gebildet, durch die sich in kurzer Zeit der Parasiteninhalt in den Bauch ergossen hätte.

Um einem bei Bandwürmen häufigen Rückfall vorzubeugen, bekommt Abd-Allah Albendazol, ein wirksames Antiparasitenmittel. Er wird noch fünf Jahre lang immer wieder nachuntersucht. Doch die Bandwürmer haben sich endgültig verkrümelt. Abd-Allah bleibt beschwerdefrei und realisiert erst nach und nach, wie knapp er dem Tod von der Schippe gesprungen ist.

Viren zerrissen die Milz in der Luft

Der 23-jährige Jeff M. geht gut gelaunt an Bord seines Fliegers nach Hause. Er hat einige weitgehend unbeschwerte Urlaubstage hinter sich, auch wenn wegen eines lästigen Virusinfektes der Hals vorübergehend wehtat. Aber er hat Medikamente dagegen genommen und denkt jetzt schon gar nicht mehr an die kurze Krankheitsepisode. Noch ahnt er nicht, dass er in Kürze ein Drama erleben wird, das ihn fast das Leben kostet.

Denn kaum sitzt er im Flugzeug, geht es ihm schlagartig extrem schlecht. Starke Bauchkrämpfe quälen ihn so stark, dass er sich kaum noch bewegt. Der Schmerz im Oberbauch nimmt stetig zu. Jeff krümmt sich vor Qual. Am Ende des dreistündigen Fluges sind seine Schmerzen so brutal, dass er sofort als Notfall in die Uniklinik Miami eingeliefert wird.

Jede Minute zählt

Die Ärzte müssen die korrekte Diagnose in Minutenschnelle stellen. Denn hinter den immensen Schmerzen im Oberbauch steckt vermutlich eine lebensgefährliche Blutung. In so einem Fall ist größte Eile geboten: Wenn die Notärzte die Quelle der Blutung nicht sofort aufdecken und stillen, kann der junge Mann an den inneren Blutungen sterben.

Bei der raschen körperlichen Untersuchung spüren die Ärzte eine extreme Abwehrspannung der Bauchdecke, die Untersuchung selbst ist sehr schmerzhaft für den Patienten. Das passt zum Bild einer inneren Blutung. An eine Verletzung oder ein stumpfes Bauchtrauma wie einen Schlag oder Sturz kann sich Jeff M., der noch bei Bewusstsein ist, nicht erinnern.

Die Milz schwimmt

Die Chirurgen aus Miami untersuchen den Notfallpatienten per Ultraschall und sehen auf dem Monitor ein Bild, bei dem sie dreimal hinsehen, um es zu glauben: Die Milz im linken Oberbauch, normalerweise etwa vier mal sieben mal elf Zentimeter groß (Merkhilfe: »4711«), ist auf das Dreifache angeschwollen.

Noch schlimmer: Das Organ schwimmt geradezu in Flüssigkeit – vermutlich Blut. Die Chirurgen zögern keinen Moment und operieren sofort. Sie finden im geöffneten Bauchraum tatsächlich eine gigantische Milz, die in Blut schwimmt. Die Milzkapsel, die das größte Immunorgan des Körpers wie eine feine Haut umschließt und schützt, ist gerissen. Sie ist »wie bei einer Explosion« weggeplatzt, berichtet das Chirurgenteam um B. J. Allan im Medizinjournal *JAMA Surgery*.

Die Operateure arbeiten fieberhaft. Sie klemmen alle Blutgefäße ab, aus denen weiteres Blut in den Bauchraum laufen könnte. Sie saugen das Blut im Oberbauch ab und hängen den Patienten sofort an Infusionen und Blutkonserven, um einen Schock durch den immensen Blutverlust zu vermeiden. Dennoch ist unklar: Wird der junge Mann überleben?

Die Chirurgen schneiden die gesamte Milz und die blättrigen Reste der zerplatzten Milzkapsel komplett heraus. Dieses Organ spielt zwar eine Rolle im Immunsystem, aber ein Mensch kann auch ohne Milz leben. Die Ärzte wiegen die herausoperierte Milz und staunen: Sie wiegt über 600 Gramm – im Normalfall überschreitet das Milzgewicht 150 bis 200 Gramm nicht.

Warum ist die Milz so plötzlich geborsten?

Nach dem Eingriff begeben die Mediziner sich auf die Suche nach dem Grund für den unerklärlichen Milzriss. Eine Milz reißt meist nach Unfällen oder Verletzungen: Manchmal kommt es auch zur Milzruptur, wenn das Organ durch eine Blutkrankheit oder einen Infekt stark geschwollen ist – Experten sprechen von einer Splenomegalie.

Aber spontan? Bei einem jungen, gesunden Mann? Die Ärzte sind fassungslos.

Doch als Jeff sich vom Notfalleingriff erholt, kristallisiert sich die Ursache des Dramas heraus. Er gibt an, dass er vor der Flugreise einige Tage wegen eines Virusinfektes behandelt worden sei; dies habe er aber nicht allzu ernst genommen. Die Ärzte aus Miami lassen sich die Krankenunterlagen mailen, und tatsächlich: Jeff litt an den Tagen vor dem Flug an Mononukleose, auch als Pfeiffer'sches Drüsenfieber bezeichnet. Auslöser dieser Infektion sind Epstein-Barr-Viren, die unter anderem die Lymphknoten schwellen lassen. Da diese Viren oft durch engen Körperkontakt und Zärtlichkeiten übertragen werden, nennt man ein Pfeiffer'sches Drüsenfieber im Volksmund auch Kusskrankheit.

Dreimal Pech gehabt

In Jeffs Fall aber hat eine Verkettung von drei unglücklichen Umständen aus einem relativ harmlosen Virusinfekt einen fast tödlichen Notfall gemacht, so die Erklärung der Ärzte. Erstens war die Infektion mit den Epstein-Barr-Viren noch so frisch, dass die antiviralen Medikamente nicht sofort wirkten; so konnten sich die Viren ausbreiten und die Milz befallen. Zweitens siedelten sie sich in einer so riesigen Menge in der Milz an, dass es zu dieser extremen Milzschwellung kam. Und drittens hätte Jeff an diesem Tag wohl besser nicht in ein Flugzeug steigen sollen – eventuell war es erst der Unterdruck in der Jetkabine, der die ramponierte Milz reißen ließ.

Jeffs großes Glück war es, dass die Chirurgen beherzt und sachgerecht eingriffen. Von der Operation erholt der junge Mann sich erstaunlich rasch. Bereits wenige Tage nachdem er dem Tod von der Schippe gesprungen ist, kann er nach Hause entlassen werden.

Alarm-Farbe im Haar

Die 91-jährige Dame macht sich große Sorgen: Vor vier Tagen hat sie an ihrem Hinterkopf im Bereich der behaarten Kopfhaut einen schwarzen Knoten entdeckt. Die Dermatologen der Universitätsklinik in Graz sind sofort alarmiert, denn diese erhabene dunkle Hautgeschwulst weckt den Verdacht auf ein malignes Melanom, den sehr bösartigen schwarzen Hautkrebs. Deshalb ist es umgehend nötig, den verdächtigen Knoten mit ausreichendem Sicherheitsabstand zum gesunden Gewebe herauszuschneiden und feingeweblich zu untersuchen.

Merkwürdiger Farbwechsel

Gleichzeitig berichtet die alte Dame über einen merkwürdigen spontanen Farbwechsel ihrer Haare – ob der vielleicht mit dem dunklen Knoten in Zusammenhang stehen könne? Vor etwa zehn Jahren hatten nach ihrer Schilderung die damals bereits schlohweißen Haare am Hinterkopf begonnen, sich auf der Seite der jetzigen Geschwulst allmählich zu verfärben. Zunächst hätten sich einige Haarsträhnen rotbraun gefärbt, ohne dass die Patientin jemals in ihrem Leben eine Haartönung oder Ähnliches aufgetragen hatte. Und, was besonders merkwürdig sei: Die Haare am Hinterkopf wechselten immer wieder die Farbe, seien mal mehr braun, mal mehr rötlich. Zwischendurch wiesen die Haarbezirke mit der »automatischen Färbung« auch eine pechschwarze Farbe auf, berichten die Dermatologen um Dr. Martin Inzinger und Cesare Massone im medizinischen Journal *The Lancet*.

Besonders eigenartig sei ihr vorgekommen, schildert die alte Dame weiter den Verlauf ihrer seltsamen Haarveränderungen, dass keine der neuen Farbnuancen ihrer natürlichen Haarfarbe entsprochen habe. Als junge Frau sei sie nämlich strohblond gewesen. Die Dermatologen wollen das Kuriosum der changierenden Haarfarbe unbedingt aufklären.

Zunächst schneiden sie aber so schnell wie möglich den schwarzen Hauttumor heraus. Da es sich um ein relativ großes malignes Melanom handelt, das bereits mehrere Millimeter unter die Hautoberfläche eingewachsen ist, scheint die Prognose trotz Operation ungünstig. Denn neben der Ausdehnung eines Melanoms entscheidet auch die Tiefe des Eindringens ins Gewebe über die Heilungschancen.

Tumor färbt auf sein Umfeld ab

Nachdem die Dermatologen die Geschwulst vollständig entfernt haben, untersuchen sie das umliegende Gewebe und sind verblüfft. Sie finden überraschend auch in den Haaren in Tumornähe, speziell in den Haarfollikeln und den Haarbälgen, veränderte Melanozyten. Melanozyten sind pigmentbildende Zellen der Haut. Sie kommen natürlicherweise zum einen in einer bestimmten Hautschicht (der sogenannten Basalzellschicht), außerdem in den Schäften und dem verdickten Ende der Haarfollikel vor. Melanozyten bilden das Farbpigment Melanin, das die Färbung von Haut und Haaren prägt. Ein malignes Melanom besteht aus wuchernden, bösartig veränderten Melanozyten.

Nur einmal bisher beschrieben

Hat also der Tumor, der ja aus entarteten pigmentbildenden Zellen besteht, auch die merkwürdigen Veränderungen der Haarfarbe ausgelöst? Die Grazer Hautärzte finden in der medizinischen Weltliteratur eine einzige Beschreibung eines ähnlichen Haar-Phänomens. Es scheint aber logisch, dass der Tumor Melanin aus seiner Eigenproduktion auch in die Umgebung abgab und damit die wechselnden Haarfarben kreierte. Möglicherweise hat der Krebs den Farbwechsel auch über Botenstoffe stimuliert, die dann die Melaninbildung in den Haaren ankurbelten.

Die brisante Frage bei der Sache: Hätte man das maligne Melanom eher entdecken und erfolgversprechender therapieren können, wenn etwa der Hausarzt der (vermeintlich harmlosen) Ursache der veränderten Haarfarbe auf den Grund gegangen wäre? Dies bleibt Spekulation.

Holpriger Verlauf mit Happy End

Die weitere Krankheitsentwicklung verläuft nicht wie erhofft. Die Operateure konnten den Hauttumor zwar vollständig herausschneiden. Auch Hinweise auf eine Bildung von Tochtergeschwülsten finden sich zunächst nicht. Nach einigen Monaten bilden sich allerdings ein neuer Hauttumor und eine Metastase in einem Lymphknoten.

Doch die rüstige alte Dame will kämpfen. Sie stimmt trotz ihres hohen Alters einer erneuten Operation zu, bei der beide Wucherungen herausoperiert werden. Und sie nimmt eine Strahlentherapie in Kauf, mit der eventuell vorhandene weitere Tochtergeschwülste zerstört werden. Ihr Mut scheint sich auszuzahlen: Bei der letzten Nachuntersuchung 2013 finden die Ärzte keinerlei Anzeichen für ein neues Tumorwachstum.

Die Drüse, die der Ärztin die Sprache verschlug

Im Februar 2013 sucht eine 39-jährige praktische Ärztin mit äußerst seltsamen Sprachproblemen die Klinik auf. Die in Wales geborene Medizinerin kann sich urplötzlich nicht mehr in Englisch ausdrücken. Sie war zweisprachig aufgewachsen und beherrschte sowohl ihre walisische Muttersprache als auch geschliffenes Englisch von Kindheit an, seit vielen Jahren sprach und schrieb sie beide Sprachen perfekt.

Löschtaste im Gehirn

Bis irgendein geheimnisvoller Mechanismus ihr Gehirn umprogrammierte und das Englische löschte. Mit einem Mal ist die Frau außerstande, in Englisch spontane Sätze zu bilden oder zu vervollständigen. In Walisisch hingegen kann sie sich unverändert fehlerfrei ausdrücken.

Eine neurologische Untersuchung gibt keinerlei Hinweise darauf, wo dieser eigentümliche Sprachverlust seinen Ursprung haben könnte. Die Hirnnerven der Patientin funktionieren tadellos. Die walisische Britin ist Nichtraucherin, ihr Blutdruck und die Blutzuckerwerte sind völlig normal. Eine klassische Erklärung der Symptome wie Durchblutungsstörungen des Gehirns oder eine Blutung des zentralen Nervensystems entbehrt deshalb jeder Grundlage.

»Vor einem halben Jahr habe ich ein Baby bekommen. Die Schwangerschaft verlief ohne jegliche Komplikationen. Mir ging es fast durchgehend gut mit kleinen psychischen Schwankungen. Aber ich musste nicht erbrechen, und ich habe mich sehr auf das Kind gefreut«, erzählt die Medizinerin. »Auch die Entbindung verlief völlig unproblematisch und dauerte sechs Stunden« – also ein zügiger Geburtsverlauf für eine Erstgebärende.

Depression nach der Geburt?

Sie habe sich lediglich einige Wochen lang unerklärlich müde und abgeschlagen gefühlt, nachdem das Baby auf der Welt war. Dies habe sie aber auf den Stress der Schwangerschaft und Geburt zurückgeführt Sie habe auch geglaubt, vielleicht unter einer gering ausgeprägten vorübergehenden Wochenbettdepression zu leiden. Die jetzige Symptomatik, dieser seltsam gespaltene Sprachverlust, trat für sie selbst völlig überraschend und ohne jede Vorwarnung auf, erzählt die Frau.

Ein ebenfalls zweisprachiger Arzt, der Walisisch und Englisch gleichermaßen beherrscht, bestätigt mit linguistischen Messdaten: Seine Kollegin leidet unter einem bisher noch nicht beschriebenen Fall eines Verlustes von Sprache und Ausdrucksfähigkeit, der ausschließlich das Englische betrifft und das Walisische völlig ausspart. Dies berichten die Ärzte Dr. Sam Rice, Kusuma Boregowda und Kollegen aus der Abteilung für Endokrinologie und Diabetologie am Prince Philip Hospital in Llanelli, Großbritannien, im Fachjournal *The Lancet*.

Da es sich beim Phänomen Sprache um eine komplexe Hirnleistung handelt, muss das Problem irgendwie mit dem Kopf und dessen Durchblutung oder Stoffwechsel zusammenhängen. Sprachstörungen treten bei einem Schlaganfall auf, wenn ein Hirnbezirk nicht mehr ausreichend durchblutet wird und das Sprachzentrum im Gehirn unter Blutmangel leidet. Aber keine dieser medizinisch wahrscheinlichen Ursachen lässt sich bestätigen.

Warum nur eine?

Außerdem wären in diesem Fall beide Sprachen ausgefallen. Auch ein gering ausgeprägter, zunächst unbemerkt gebliebener Schlaganfall hätte darüber hinaus mit Sicherheit nicht ausschließlich die Sprache gelöscht, sondern weitere Symptome wie Lähmungen an Armen und Beinen oder Gefühlsstörungen ausgelöst. All das trifft nicht zu. Daher wird eine kleine Hirnblutung ebenfalls ausgeschlossen. Auch die Ultraschalldiagnostik der Halsblutgefäße zeigt einen tadellosen

Blutfluss zum Gehirn, und Gefäßanomalien wie Aussackungen der Gefäßwand (Aneurysmen) sind nicht vorhanden.

Blutspur

Erst eine Blutuntersuchung macht die Ärzte stutzig. Der Thyroxinwert der Patientin ist erheblich zu niedrig. Thyroxin ist ein wichtiges Schilddrüsenhormon. Zusammen mit Trijodthyronin, dem zweiten Schilddrüsenhormon, von Medizinern kurz T3 genannt, wirkt es im Körper als Treibstoff und kurbelt viele Organfunktionen an. Wenn die Schilddrüsenhormone fehlen, schlägt das Herz langsamer, der Lymphfluss stockt und die Haut wird teigig. Der Antrieb lahmt, ein Stimmungstief wirft manche Betroffene in ein seelisches Loch. Dies ist das erste Indiz der diagnostischen Beweiskette: Die vermeintliche Wochenbettdepression war in Wirklichkeit wohl eine Schilddrüsenstörung – die erste Überraschung.

Hormone im Visier

Die Ärzte nehmen den Hormonstoffwechsel ihrer Patientin ins Visier, um die Ursache des Schilddrüsenproblems zu finden. Hormone sind in einen komplizierten Steuerungs- und Regelkreis eingebunden. Damit kann der Blutspiegel dieser wichtigen Signalstoffe jederzeit bis auf feinste Nuancen hochgefahren oder gedrosselt werden.

Die nächsten Laborbefunde runden das Bild ab. Ein Botenstoff der Nebenniere, der die Produktion von Thyroxin stimuliert, ist erhöht. Dies zeigt: Das erste Problem liegt in der Schilddrüse selbst, die mit der Hormonproduktion nicht mehr nachkommt. Deshalb bildet die übergeordnete Steuerzentrale Botenstoffe, die der Drüse signalisieren: Gib Gas, der Körper braucht mehr Hormone …

Drei knifflige Fragen

Mit dieser Konstellation der Hormone war eine Unterfunktion der Schilddrüse (Hypothyreose) gesichert – auch als Auslöser des Stimmungstiefs. Doch warum streikt die Schilddrüse? Wie hemmt dies die Sprachfindung? Und warum fehlt nur der Wortschatz des Englischen?

Ein irregeleitetes Immunsystem

Gespannt warten die Ärzte auf weitere Blutbefunde und der diagnostische Nebel beginnt sich allmählich zu lichten. Ein Eiweißstoff, der sich typischerweise bei Entzündungen im Blut findet, ist hochgeschnellt. Die Schilddrüse hatte sich also entzündet und deshalb nicht mehr ausreichend Hormone produziert. Aber warum? Wieder hilft das Labor. Man identifiziert einen Botenstoff, der gegen Eiweiße in der Schilddrüse der Patientin gerichtet ist. Solche sogenannten Autoantikörper finden sich bei Autoimmunerkrankungen. Dabei spielt das Immunsystem, das Krankheitskeime und Fremdkörper abwehren soll, verrückt und richtet sich aus unbekannter Ursache gegen den eigenen Körper. Dies geschieht etwa bei rheumatoider Arthritis in den Gelenken – und bei der walisischen Ärztin in der Schilddrüse. Das Krankheitsbild nennen Experten beschreibend Autoimmun-Thyreoiditis. Es tritt tatsächlich statistisch gehäuft bei Frauen nach einer Schwangerschaft und Geburt auf.

Archaisch hält länger

Da die Hormone Thyroxin und T3 im Körper vielfältige Aufgaben erfüllen und auch komplexe Hirnfunktionen anregen, wurden bei einem Schilddrüsenhormonmangel schon verschiedentlich neurologische und psychiatrische Symptome beschrieben. Dass eine defekte Schilddrüse aber über die Hormonschiene Hirnbezirke im Sprachzentrum lahmlegt, ist eine weltweit bislang einzigartige Medizin-Rarität. Noch kurioser: Warum konnte die Ärztin sich auf Walisisch weiterhin perfekt ausdrücken? Die Antwort gab ein linguistischer Experte. Es ist ein merkwürdiges, aber öfter zu beobachtendes Phänomen, dass bei komplexen neurologischen Defiziten wie Sprachproblemen die im Gehirn tiefer verankerten »archaischeren« Funktionen – bei der Patientin eben die walisische Muttersprache – erhalten bleiben. Später erlernte Bewegungsmuster oder Fähigkeiten, in diesem Fall die Zweitsprache Englisch, werden hingegen gelöscht.

So fügte sich das komplizierte diagnostische Puzzle nach vielen Mutmaßungen und Irrwegen doch noch zu einem Bild zusammen. Die recht simple Therapie gibt den Ärzten recht. Sie ersetzen das ausgefallene Thyroxin durch Hormontabletten. Heute spricht die Medizinerin wieder fließend Walisisch und perfektes »Queen´s English«. Sie wünscht sich ein zweites Kind und möchte Französisch lernen.

Fehl(er)meldung aus dem Brustkorb

Eine 26-jährige Inderin kommt in die Klinik, um Episoden regelmäßig wiederkehrender Atembeschwerden abklären zu lassen. Besonders zum Wechsel der Jahreszeiten in ihrer subtropischen Heimat leidet sie unter stark triefender Nase, exzessivem Niesreiz und verstopften oberen Atemwegen. Diese Symptome sind nicht ungewöhnlich bei Menschen mit einer Neigung zur Allergie (allergische Diathese), zumal die Mutter der jungen Frau Allergikerin ist. Tatsächlich deuten die ersten Befunde der Schleimhäute auf eine allergische Entzündung der Atemwege hin, die sich zu einem Bronchialasthma ausgeweitet haben.

Wirklich nur eine Allergie?

Allerdings gibt die Frau auch an, immer wieder in nahezu konstanten Abständen unter Atemnot und einem merkwürdigen Engegefühl in der Brust zu leiden. Während die Luftnotattacken noch zum allergischen Asthma passen würden, werden die Lungenfachärzte beim Stichwort Brustenge hellhörig.

Die erste Überraschung erlebt das Ärzteteam um Professor Ram Awadh Singh Kushwaha, T. G. Ranganath und Rajiv Garf von der Abteilung für Pneumologie des King George Hospitals in Visakhapatnam, Indien, beim Röntgen des Brustkorbs. Dort, wo normalerweise der luftgefüllte rechte Lungenflügel sitzt, sehen sie ein helleres Areal höherer Röntgendichte. Bereits vorher war bei den fachärztlichen Basisuntersuchungen aufgefallen, dass sich die rechte Hälfte des Brustkorbs beim Atmen nur wenig mitbewegte. Die übrigen Befunde wie das Atemvolumen zeigten aber keine dramatischen Auffälligkeiten.

Geheimnis gelüftet

Um hinter das Geheimnis im Brustkorb der jungen Frau zu kommen, schieben die Lungenärzte sie in die Röhre und fertigen ein hochauflösendes Computertomogramm an. Was sie darauf sehen, verschlägt ihnen die Sprache: Der rechte Lungenflügel der Patientin fehlt vollständig. Eine derartige Lungenagenesie, wie Mediziner diese Rarität nennen, ist angeboren. Um den aufsehenerregenden Fund zu bestätigen, führen die Ärzte mit einer Fiberoptik noch eine Bronchoskopie durch, die das Bronchial- und Lungengewebe durch eine Minikamera direkt sichtbar macht.

Die eigentliche Sensation

Dass eine Frau mit komplett fehlendem Lungenflügel ohne Beschwerden (außer den allergischen Symptomen) das 27. Lebensjahr erreicht und nur vergleichsweise geringe Beschwerden hat, stellt die eigentliche Sensation dar. Denn bei einer derartig schweren Fehlbildung sterben die meisten Betroffenen bald nach der Geburt oder noch im Kindesalter.

Weitere Tests untermauern, dass die junge Inderin auch unter einer Atemwegsallergie leidet. Die Ärzte verordnen ihr ein Medikament, das die Atemwege aufweitet, ein sogenanntes Beta-2-Sympathomimetikum. Sie kombinieren es mit einem stark entzündungshemmenden Kortisonpräparat. Beide Mittel sprüht die Patientin sich mit einem Inhalator in die Atemwege. Zusätzlich nimmt sie noch antiallergische Tabletten und Nasentropfen.

Was die Ärzte kaum glauben können, geschieht tatsächlich: Allein durch die Behandlung der Allergie verschwinden die Atembeschwerden und das Engegefühl in der Brust. Bei der Nachuntersuchung fühlt sich die junge Frau auch mit nur einem Lungenflügel leistungsfähig und gesund.

Der seltsame Filmriss der Hannah W.

Hannah W. sitzt auf ihrem Bett und starrt die Wand an. Im Halbdunkel des Schlafzimmers wandert ihr Blick zum Nachttisch, in dem sie über 100 Schlaftabletten gebunkert hat. Die 46-Jährige hat die Tabletten bei einigen Besuchen in den Praxen unterschiedlicher Ärzte wegen angeblicher Schlafstörungen verordnet bekommen und sie gesammelt für den Fall, dass ihr seelischer Schmerz unerträglich werden sollte. Doch heute will sie die Schlaftabletten nicht nehmen, noch nicht. Sie will immer noch darum kämpfen, wieder gesund und glücklich zu werden.

Antidepressive Therapie scheitert

Erst vor einer Stunde ist sie nach Hause gekommen, sie hatte stundenlang von einer Elbbrücke in die Tiefe geblickt auf das Wasser, das zu dieser Jahreszeit eiskalt ist. Einfach über die Brüstung klettern und ein kleiner Schritt nach vorn, hatte sie sich ausgemalt, dann hat das Leiden ein Ende. Doch sie hatte sich umgedreht und war nach Hause gelaufen. Hannah W. ist seit Monaten verzweifelt und am Ende ihrer Kraft. Sie hat jegliche Lebensfreude verloren, empfindet nur noch eine tiefe innere Leere. Ihr Antrieb, am Leben teilzunehmen und soziale Kontakte zu pflegen, ist fast vollständig erloschen. Sie schläft in der Nacht unruhig, geistert oft stundenlang durch die Wohnung; am Morgen liegt sie zerschlagen und mit bleischweren Gliedern im Bett. Alle diese Symptome einschließlich ihrer Suizidgedanken würde ein Fachmann sofort als geradezu klassische Anzeichen einer schweren Depression erkennen.

Hannah W. hatte auch, gedrängt von ihrem Mann, bereits mehrmals einen Psychiater aufgesucht. Doch in der Gesprächsgruppe saß sie still und wie versteinert, die verschriebenen Antidepressiva halfen ihr nicht. Sie warf die Kapseln weg, strich die Gruppe von ihrem Terminplan und betrachtete ihr Leiden einfach als Schicksal.

Außerdem schienen ihr die düstere Stimmung und der Verlust der Lebenskraft letztlich angemessen. Denn vor einem Jahr war erst ihr Vater, dann auch ihr jüngerer Bruder gestorben.

Steinreiche Galle? Raus!

Wenige Tage nach ihrem Elbbrücken-Ausflug bekommt Hannah W. starke Schmerzen im Unterleib. Der Schmerz flaut zwischendurch ab und flutet dann in immer kürzeren Intervallen und in zunehmender Stärke durch ihren Körper. Ihr Mann, der wegen ihres psychischen Zustandes ohnehin in ständiger Angst und Unruhe lebt, bringt sie zum Arzt. Hannah W. hat Angst, die Unterleibsschmerzen könnten das erste Anzeichen einer Krebserkrankung sein. Doch der Hausarzt beruhigt sie – und macht tatsächlich einen Befund, der die Schmerzen erklären kann: Im Ultraschallbild sieht er einen großen und zehn kleine Gallensteine. Zwar ist der Schmerztyp nicht charakteristisch für Gallensteine, und eine Kolik hat Hannah W. auch nicht erlitten. Doch die Steine müssen raus. Der Hausarzt schickt sie ins benachbarte Kreiskrankenhaus. Die Gallensteine werden in einer einstündigen Operation herausoperiert. Nach dem Eingriff fühlt sich Hannah W. sofort besser, der Bauchschmerz ist wie weggeblasen. Auch ihre Stimmung hellt sich zwischenzeitlich auf.

Schmerz und Psychotief kehren zurück

Doch schon zwei Wochen später kehrt der dumpfe, zermürbende Unterbauchschmerz zurück. Hannah W. hat keinen Appetit, isst wenig und magert ab. Sie grübelt erneut stundenlang und wird immer verschlossener. Mehrfach deutet sie leise an, dass dieses schmerzhafte Leben sich nicht mehr lohnt. Der Ehemann sagt heute im Rückblick: »In dieser Zeit war die Angst um meine Frau immer da. Ich ging kaum noch aus dem Haus, weil ich fürchtete, sie könnte sich während meiner Abwesenheit umbringen.« Der Hausarzt vermutet jetzt, dass die Schmerzen Teil des depressiven Krankheitsbildes sein könnten, bei dem sich die seelische Störung (auch) körperlich ausdrückt. Hannah

W. sucht erneut einen Facharzt für Psychiatrie und Psychotherapie auf, der ihr ein modernes Antidepressivum verschreibt. Dieser sogenannte Noradrenalin-Serotonin-Reuptake-Inhibitor (NSRI) erhöht die Konzentration der Nervenbotenstoffe Noradrenalin und Serotonin im Gehirn, die Stimmung und Antrieb regulieren.

Eine kurze Zeit der Hoffnung

Diesmal schlägt das Medikament nach zwei Wochen an. Die Stimmung von Hannah W. wird zusehends besser, auch der Bauchschmerz ist jetzt verschwunden. Da der Psychotherapeut ihr Abwechslung und einen psychisch aufbauenden Kurzurlaub empfohlen hat, packt die 46-Jährige kurz entschlossen die Koffer und fährt mit ihrem Mann an die Ostsee. Dort blüht sie von Tag zu Tag auf. Sie genießt die frische Meeresluft, isst wieder mit Appetit.

Fieberattacke im Hotelzimmer

Doch am siebten Urlaubstag wird Hannah W. wieder krank. Sie liegt plötzlich apathisch im Hotelzimmer, bekommt hohes Fieber von fast 40 Grad Celsius und krümmt sich vor Schmerzen im Unterbauch. Das Ehepaar senkt die Körpertemperatur mit Fieberzäpfchen, dann bricht es den Urlaub ab. Zu Hause geht Hannah W. sofort zu ihrem Hausarzt. Der stellt im Blutbild eine stark erhöhte Zahl weißer Blutkörperchen und Entzündungseiweiße fest. Beides deutet auf eine bisher unerkannte Entzündung im Körper. Doch wie hängt das alles zusammen? Bei mehreren Untersuchungen einschließlich Ultraschall findet sich keine Organerkrankung, die die seltsame Konstellation der Beschwerden erklären könnte. Doch Hannah W. erleidet während der nächsten beiden Tage mehrere Fieberschübe, die sie selbst als »unheimlich« beschreibt. Der inzwischen ratlose Hausarzt überweist sie in eine Klinik bei Hamburg.

Entzündung am Herzen?

Hannah W. und ihr Mann sind tief enttäuscht. Alles ist wieder wie vorher, nur schlimmer. Trotz der Gallensteinoperation sind die Bauchschmerzen wieder da, trotz des kurzzeitig wirkenden Antidepressivums sinken Stimmung und Hoffnung wieder auf den Nullpunkt. Zusätzliches Fieber und hohe Entzündungswerte im Blut weisen auf einen unerkannten Krankheitsherd. In der Klinik suchen die Ärzte den mysteriösen Infektionsherd. Gleichzeitig bekommt Hannah W. Antibiotika, da Fieber und immer stärker werdende Erschöpfung auf eine bakterielle Infektion hindeuten – wo auch immer im Körper. Die Klinikärzte vermuten eine Entzündung der Herzinnenhaut, eine Endokarditis, als Ursache der Fieberschübe.

Endlich die Diagnose! Doch die Therapie versagt ...

Hannah W. muss einen Schlauch mit einer Fiberglasoptik schlucken. Mit dieser Untersuchungsmethode, medizinisch als transösophagealer Ultraschall oder kurz Schluckecho bezeichnet, lassen sich entzündliche Veränderungen am Herzen oft gut erkennen, da die Speiseröhre (Ösophagus) streckenweise unmittelbar hinter dem Herzen verläuft. Endlich werden die Diagnostiker fündig. Auf den Herzklappen sind deutliche Verdickungen sichtbar. Dies ist ein klares Indiz für eine Endokarditis, erklärt der behandelnde Klinikarzt in *Abenteuer Diagnose*. Die Ärzte glauben sich am Ziel. Sie verordnen Hannah W. sofort eine hoch dosierte aggressive Antibiotikatherapie per Infusion. Aber ... wieder ein Misserfolg. Denn die bakterielle Endokarditis ist gesichert und wird in einer weiteren Untersuchung glasklar bestätigt. Nur: Hannah W. hat nichts davon. Sämtliche Antibiotika versagen. Wenn die antibiotische Behandlung nicht hilft, dann können die durch Antibiotika abgetöteten Bakterien auch nicht die Ursache der Fieberschübe sein. Allmählich sind auch die Klinikärzte ratlos. Welches Geheimnis schlummert so gut getarnt im Körper der Patientin, dass alle Untersuchungen, die Operation, die Therapien bisher ins Leere liefen?

Biomoleküle finden die Ursache

Als ihr Mann Hannah W. in der Klinik besucht, ist er entsetzt. »Sie sah aus wie eine Leiche«, berichtet er später. Das Gesicht eingefallen, totenblass, die Mimik erschlafft, die Bewegungen schmerzhaft verlangsamt. Die Klinikärzte registrieren den Verfall der Patientin mit größter Sorge. Die letzte Hoffnung: In einem benachbarten Diagnosezentrum wird mit einem Hightech-Diagnosegerät eine sogenannte Positronenemissionstomografie durchgeführt. Die kurz PET genannte Hightech-Diagnostik ist zwar sehr teuer und es liegen bislang wenig Erfahrungen bei der Diagnostik unerklärlicher Fieberschübe vor. Doch die Methode ist extrem sensibel und aussagestark. Bei der PET werden radioaktiv markierte Biomoleküle in die Blutbahn gespritzt. Diese Biomoleküle lagern sich an entzündetes Gewebe an und machen Entzündungsherde auch im hintersten Winkel des Organismus mit einem radioaktiven Signal auf dem Monitor sichtbar.

Ein Entzündungsherd? Hunderte!

Tatsächlich bringt die PET-Untersuchung die Ursache von Fieber und Schmerz ans Licht beziehungsweise auf den Monitor. Dort blinkt und blitzt es plötzlich wie an einem Sommerhimmel in der Nacht der Sternschnuppen. Denn die Hightech-Methode deckt mit einem Schlag nicht nur einen Entzündungsherd auf, sondern … Hunderte von ihnen! Die Ärzte trauen ihren Augen kaum, als sie auf dem Monitor das strahlende Ergebnis des PET-Scans sehen. Im Inneren der großen Blutgefäße von Hannah W. finden sich unzählige kleine Entzündungsherde, in Flammen gesetzt vom körpereigenen Immunsystem.

Irrtümlicher Angriff des Immunsystems

Denn eine derart flächendeckende Entzündung der Gefäße ist nur durch einen Autoimmunprozess zu erklären. Bei Autoimmunerkrankungen richten sich Zellen des Immunsystems statt gegen Krankheitskeime und Fremdkörper (was ihre Aufgabe wäre) gegen körpereigenes Gewebe und attackieren es. In diesem Fall waren ihr Angriffsziel die großen Blutgefäße. Speziell betroffen sind die Hauptschlagader, die Aorta, und ihre unmittelbar abzweigenden Arterien. Es handelt sich also um eine spezielle, sehr seltene Form der Autoimmunentzündung ausschließlich der großen Blutgefäße. Endlich ist die definitive Diagnose gestellt: Hannah W. leidet unter einer sehr seltenen rheumatischen Erkrankung, einer Riesenzellarteriitis.

Tickende Zeitbombe

Das bedeutet: Im Körper von Hannah W. tickt eine Zeitbombe. Denn bei einer Riesenzellarteriitis, die die Aorta befallen hat, droht akute Lebensgefahr. Durch die Hauptschlagader Aorta pumpt das Herz das gesamte Blut unseres Körpers in alle Organe und Gewebe. Würde Hannah W.s entzündungsgeschädigte Aorta reißen, könnte niemand mehr helfen – sie würde innerhalb weniger Minuten verbluten.

Deshalb braucht sie jetzt eine wirksame entzündungsbremsende Therapie, die sofort greift. Der therapierende Arzt entscheidet sich für eine aggressive, aber hochwirksame Medikation: Hannah W. bekommt Kortison per Infusion, das stärkste entzündungshemmende Medikament. Gleichzeitig wird ihr das Immunsuppressivum Cyclophosphamid verabreicht, das das außer Kontrolle geratene Immunsystem eindämmen und die Entzündungsschäden begrenzen soll. Cyclophosphamid wird auch in der Krebstherapie als Zellgift eingesetzt. Sein Einsatz in diesem konkreten Fall ist eine mutige Entscheidung – aber die richtige. Hannah W. kann sich schon nach einer Woche allein auf die Bettkante setzen, sammelt wieder Kraft, kommuniziert offen und zugewandt mit Ärzten und Personal. Die abgemagerte Frau isst wieder mit Appetit und nimmt rasch zu.

Auch die Depression ist besiegt

Die körperlichen Beschwerden wie Schmerzen, Fieber, Schwäche verschwinden schnell. Doch nicht nur der Körper, auch die so schwer angeschlagene Psyche von Hannah W. erholt sich in erstaunlicher Geschwindigkeit. Die Erklärung: In diesem Fall war auch die Depression durch die Autoimmunentzündung der Blutgefäße bedingt. Denn die zum Gehirn führenden Halsblutgefäße, die sogenannten Karotisarterien, waren stark entzündlich verändert und erlaubten nur noch eine unzureichende Blutzufuhr zum Gehirn. Die Erklärung des Arztes: »Es ist wenig bekannt, dass eine Depression auch durch einen Blutmangel im Gehirn ausgelöst werden kann. Wenn das Gehirn über lange Zeit zu wenig Sauerstoff bekommt, kann dies zur Depression führen.«

Hannah W. selbst schildert das rückblickend so: »Ich hatte über Jahre einfach einen Filmriss. Ich wusste oft nicht einmal mehr, wo ich mich genau befand. Ich konnte die Zusammenhänge in meinem Leben nicht mehr einordnen und bekam über weite Strecken nur noch schemenhaft mit, was um mich herum geschah.« Als die Mittvierzigerin nach einem Monat aus dem Krankenhaus entlassen wird, fühlt sie sich so gesund, glücklich und leistungsstark wie seit vielen Jahren nicht mehr. Die hartnäckige Detektivarbeit der Ärzte hat sich also ausgezahlt. Und der Durchhaltewillen von Hannah W., die oft schon aufgeben wollte, und es dann doch nicht tat. Heute sagt sie schmunzelnd: »Mein geradezu dickköpfiger Kampf um mein Leben hat sich also doch gelohnt.«

Oh Baby ... knapp am Grab vorbeigeschrammt!

Ein vier Monate alter Junge wird von seiner Mutter in die Notaufnahme der Universitätsklinik von Wales in Cardiff, Großbritannien, gebracht. Das Baby hat seit zwölf Stunden immer wieder erbrochen und dabei gallengrünen Schleim ausgespuckt.

Der Winzling nahm keine Nahrung mehr auf und hatte seit mehr als zwei Tagen keinen Stuhlgang mehr gehabt. Ganz neu sind der Mutter diese Beschwerden nicht. Im Alter von nur zwei Wochen hatte der Kleine erstmals gallig erbrochen, war damals vom Hausarzt untersucht und wegen eines vermeintlichen Magen-Darm-Infektes behandelt worden. Noch zwei weitere Male stellte sie den Kleinen ihrem Familienarzt vor, beide Male wegen Erbrechen, verbunden mit Verstopfung. Der Mediziner verordnete eine Diät, ging aber nicht von einer ernsten medizinischen Beeinträchtigung aus. Er nahm an, dass es sich um sogenannte Dreimonatskoliken handelte, die bei Babys dieses Alters tatsächlich relativ häufig vorkommen und nicht bedrohlich sind.

Alles prima ... oder?

Doch als ihr kleiner Junge erneut krank wird, reicht es der besorgten Mutter, und sie wendet sich an die Uniklinik. Die ersten Befunde gaukeln auch noch eine trügerische Sicherheit vor. Die 121 Herzschläge und 40 Atemzüge pro Minute werden von den Kinderärzten des Krankenhauses als normal eingestuft, die Körpertemperatur des Babys ist ebenfalls nicht erhöht. Beim Abhorchen des Brustkorbs per Stethoskop hören die Mediziner gleichmäßige Atemzüge ohne Rasseln und normale Herztöne ohne Strömungsrauschen. Der Bauch des Kindes ist beim routinemäßigen Abtasten weich, die Ärzte finden keine Verhärtungen oder auffällige Resistenzen – auch keine Abwehrspannung, also ein plötzliches Anspannen der Bauchoberfläche, das auf einen entzündlichen Prozess hindeuten würde. Hatte sich die Mutter in eine unnötige Angst hineingesteigert?

Unerkannte Gefahr

Noch ahnen weder die Ärzte noch die Mutter, dass sich der Kleine zu diesem Zeitpunkt bereits in höchster Lebensgefahr befindet und nur durch einen chirurgischen Noteingriff gerettet werden kann, beschreibt das Team der pädiatrischen Chirurgen um Dres. Rami Radwan, Ashok Daya Ram und Simon N. Huddart von der Universitätsklinik von Wales, Cardiff, in einem Fallbericht der medizinischen Fachzeitschrift *British Medical Journal.*

Das Röntgen des Magen-Darm-Traktes mit Kontrastmittel verdeutlicht dann den Ernst der Lage auf einen Schlag. Es zeigt eine drastische Verengung des Darms, der kaum noch durchgängig ist. Im Röntgenbild zeigt sich dies als dünnes Kontrastmittel-Rinnsal hinter der Engstelle unbekannter Ursache, kombiniert mit einer Darmerweiterung und einem Kontrastmittelstau vor dem Hindernis.

Auf Messers Schneide

Die pädiatrischen Chirurgen operieren sofort. Als sie den Bauch des Babys öffnen, erkennen sie gleich zwei gefährliche Befunde: eine sogenannte Malrotation des Darmes, der sich wohl schon in der Embryonalentwicklung nicht richtig ausgebildet hat und sich jetzt um die eigene Achse schlingt. Noch gefährlicher: Durch diese anatomische Fehlbildung des Darms sind Teile dieses so zentralen Bauchorgans von der Blutversorgung abgeschnitten. Es drohen ein Darmverschluss und eine mögliche Darmgangrän. Mit diesem Fachbegriff bezeichnen Mediziner das Absterben von (Darm-)Gewebe aufgrund von Mangeldurchblutung. Die Folge sind oft in kurzer Zeit eine Entzündung des Bauchfells, ein Austritt von Giftstoffen in die Bauchhöhle mit der Folge einer Sepsis, einer Blutvergiftung – und der Tod im Koma.

Gerettet!
Die Ärzte ordnen die verknoteten Darmschlingen. Zum Glück sind die nicht mehr durchbluteten Darmbezirke noch nicht so stark abgestorben, dass sie sich nicht mehr erholen können. Die Operateure können in handwerklicher Feinarbeit den Darm tatsächlich wieder in seine natürliche Stellung rücken und ihn in dieser Position im Bauchraum stabilisieren. Das war knapp. Nur wenige Stunden später hätten die Mediziner im »günstigeren« Fall einen Teil des Darmes wegschneiden müssen – im weniger günstigen Fall einer Sepsis wäre die Überlebenschance des kleinen Jungen gering gewesen.

So haben die Mutter, die sich nicht von beschwichtigenden Erklärungen des Hausarztes einlullen ließ, und die diagnostisch wachsamen Kinderärzte das Leben des Babys gerettet. Bald nach der Wundheilung kann der kleine Junge nach Hause entlassen werden. Bei der Nachuntersuchung ist er munter, neugierig, kerngesund. Er wächst und gedeiht nach Angaben seiner Mutter »prächtig«.

Zweiohr-Leiden

Als Judith S. den leichten Ohrenschmerz zum ersten Mal spürt, reagiert sie eher irritiert als besorgt. Der Druck in beiden Ohren erinnert sie an das vorübergehende Taubheitsgefühl im Flugzeug bei der Landung. Die 34-Jährige sucht sicherheitshalber im nahe gelegenen Krankenhaus einen Hals-Nasen-Ohren-Arzt auf, der ihre Gehörgänge spiegelt und sie zusätzlich beruhigt. Eine geringfügige Ohrenentzündung, die sich mit Ohrenspülungen und einer antibakteriellen Salbe rasch heilen lässt, meint er.

Entzündung auf dem Vormarsch

Doch mit seinem therapeutischen Optimismus liegt er falsch. Weder Salbe noch Spülung lindern die Beschwerden. Der Druck auf die Ohren und der Schmerz nehmen zu. Darüber hinaus hört Judith S. von Tag zu Tag schlechter. Sie ertaubt erst auf dem linken, dann auch auf dem rechten Ohr. Den Druck beschreibt sie als so stark, »als wäre mir Zement in die Ohren geträufelt worden«. Dennoch wartet sie drei Wochen, bis sie ihre Ohren erneut in der Klinik checken lässt. Bereits auf den ersten Blick erkennt der HNO-Arzt, wie stark sich die Ohrenentzündung ausgeweitet und verschlimmert hat. Er kann das Otoskop, den Ohrenspiegel, gar nicht mehr in die Gehörgänge schieben, da sie mit eitrigem Sekret gefüllt sind. Daher saugt er zuerst den Eiter ab, dann sieht er sich die Situation im Inneren des Ohres an.

Toxine im Innenohr?

Ein gruseliger Befund: Der Arzt stößt auf beidseitige schwere Entzündungen im Innenohr. Dahinter können Bakterien stecken, die sich in knöchernen Höckern hinter den Ohren, den Warzenfortsätzen, angesiedelt haben und von dort Gift ins Innenohr spülen. Das Innenohrgewebe sieht tatsächlich so aus, als sei es von Giftstoffen, sogenannten Toxinen, heftig angegriffen und geschädigt worden. Dies könnte die starke Entzündungsreaktion erklären. Um die Entzündung auszubremsen. Erhält Judith S. Kortison sowie Antibiotika, die die Bakterien abtöten. Auf diese Weise müsste sie innerhalb weniger Tage wieder schmerzfrei sein und so deutlich hören können wie zuvor.

Mundwinkel in Hanglage

Leider ein neuerlicher Irrtum. Keine der ärztlichen Prognosen trifft ein. Die Wirksamkeit der Medikamente verpufft schnell, die Schmerzen kehren zurück, brutaler denn je. Judith S. ist ratlos und aufgebracht über das Versagen der Ärzte, als eine schwere Komplikation sie endgültig verzweifeln lässt. Ihr Gesicht ist von einem Moment auf den anderen gelähmt und sieht grotesk verzerrt aus, ein Mundwinkel hängt herab wie bei einem Schlaganfall.

Kein Schlaganfall ...

Doch bereits nach der orientierenden neurologischen Untersuchung können die Ärzte einen Schlaganfall als Ursache der Gesichtsnervenlähmung praktisch ausschließen, da sämtliche anderen Symptome eines Hirninfarkts fehlen. Eine Computertomografie bestätigt dies. Damit bleibt die Ursache von Schmerz, Hörverlust und Lähmung des Gesichts weiter im Dunkeln.

... und auch kein Tumor

Die Diagnostiker hatten vor dem Schichtröntgen im CT angenommen, dass eventuell ein Tumor auf den Gesichtsnerv drücken und die mimische Muskulatur lähmen könnte. Wieder Fehlanzeige, außer Spuren einer (ja längst bekannten) Entzündung decken die Ärzte im CT nichts auf, was die Lähmung schlüssig erklären würde. Die ratlosen Mediziner verordnen nochmals ein Antibiotikum, jetzt einen anderen Typ aus der Familie der bakterienkillenden Mittel. Das Medikament scheint zu wirken, die Entzündungsherde bilden sich zurück. Judith S. besorgt sich eine medizinische Übungsanleitung und trainiert ihre Gesichtsmuskulatur mehrmals täglich. Danach kann sie den Mundwinkel wieder nach oben bewegen, ihr Gesicht nimmt allmählich wieder seine frühere Form an.

Einfaches, aber klares Indiz

Doch Judith S. ist und bleibt nahezu taub. Auch das neue Antibiotikum ändert daran nichts. Der Entzündungsprozess der Ohren bessert sich zwar, aber das Hörvermögen kehrt dennoch nicht zurück. Sie gibt nicht auf und sucht einen weiteren HNO-Spezialisten auf. Der sieht sich sämtliche Untersuchungsbefunde noch einmal sorgfältig an und stößt auf eine Ungereimtheit, die so naheliegt, dass sie von allen anderen Medizinern bisher übersehen wurde. Fast immer befallen bakterielle oder andere Entzündungen nur ein Ohr, manchmal greifen sie später auf das andere über. Aber fast nie sind beide Ohren gleichzeitig und gleich stark betroffen. Dies deutet darauf hin, dass die Ursache der Taubheit nicht in den Ohren liegt, sondern eine ganz andere Ursache hat. Eine, die irgendwo im Körper ihren Ausgangspunkt hat und auch die Ohren in Mitleidenschaft zieht – und vermutlich nicht nur sie.

Zerstörerische Abwehrzellen?

Unter diesem neuen Aspekt ziehen der Chefarzt der HNO-Abteilung der Klinik und sein leitender Oberarzt einen erfahrenen Kollegen von der inneren Medizin hinzu. Der ausgebuffte Internist und ehemalige Chefarzt hegt sofort einen ungewöhnlichen Verdacht, der endlich sämtliche Beschwerden erklären und zugleich einen völlig neuen Therapieweg eröffnen würde. Er glaubt an eine seltene Autoimmunerkrankung, bei der fehlgeleitete Abwehrzellen des eigenen Immunsystems die kleinsten Blutgefäße im Körper angreifen. Die Krankheit heißt Morbus Wegener.

Wegweisende Namensgebung

Früher wurde das seltene Leiden auch Wegener'sche Granulomatose genannt, aktueller wird es auch als granulomatöse Polyangiitis bezeichnet. Die komplizierten Namen beschreiben, wenn man sie aufschlüsselt, bereits gut das Wesen der Erkrankung. Die entfesselten Immunzellen greifen im eigenen Körper die sensiblen Innenhäute der kleinsten Blutgefäße an, und zwar in verschiedenen Organen. Dabei bilden sich entzündliche Gewebsknoten, die Mediziner Granulome nennen. Der Begriff »Granulomatose« zeigt an, dass sich diese zerstörerischen Entzündungsknoten über den Körper ausbreiten und in mehreren Organen gleichzeitig Gewebe zerstören. Die Bezeichnung Polyangiitis weist darauf hin, dass Blutgefäße in mehreren Organen (»poly« heißt »viele«) gleichzeitig entzündet sind, Angiitis schließlich bedeutet Gefäßentzündung.

Gewebeprobe als Beweis

Wenn die These des Internisten stimmt, müssten sich entzündliche Granulome in Judith S.' Ohren (die ja offensichtlich befallen sind), aber auch in anderen Organen wie Lunge oder Niere finden. Eine Gewebeprobe aus dem Ohr liefert keinen Hinweis auf Morbus Wegener. Doch die Suche geht weiter. In der Niere stoßen die Diagnostiker dann auf geradezu klassische Indizien einer Wegener-Erkrankung: Die kleinsten Blutgefäße der Niere, die haarfeinen Kapillaren, zeigen in der feingeweblichen Untersuchung einer Gewebeprobe alle Anzeichen der ungewöhnlichen Autoimmunkrankheit.

Scharfe therapeutische Waffe

Gegen die schwer behandelbare Gefäßentzündung fahren die Ärzte schweres therapeutisches Geschütz auf. Das Zellgift Cyclophosphamid, chemisch verwandt mit dem berüchtigten Senfgas und ein hochwirksames Krebsmittel, bietet auch bei schweren Wegener-Verläufen die besten Erfolgschancen. Judith S. wägt ab, denn die Nebenwirkungen des Zytostatikums sind erheblich. Aber taub bleiben ...? Judith S. willigt in die Therapie ein. Das starke zellhemmende Mittel bremst tatsächlich die wild gewordenen Abwehrzellen des Immunsystems. Zuerst bildet sich die Entzündung der Nierenkörperchen zurück und verschwindet schließlich ganz, wie mehrere Gewebeproben beweisen. Ganz allmählich bessert sich auch das Hörvermögen der jungen Frau wieder. Es dauert ein Jahr, bis sich ihre Ohren vollständig erholt haben. Doch heute ist sie froh, sich für die belastende Therapie entschieden zu haben. Sie fühlt sich kerngesund und hört wie ein Luchs.

Die zweimal gehörnte Gebärmutter

Die 13-jährige Marina Z. hat vor einem Dreivierteljahr ihre erste Periode bekommen. Das Mädchen kaukasischen Ursprungs, das mit seinen Eltern in die Schweiz gezogen ist, leidet bereits seit der ersten Regelblutung unter Menstruationsbeschwerden. Unterleibsschmerzen, manchmal sogar heftige Bauchkrämpfe gehören bei Marina zur monatlichen Regel dazu. Auffällig: Mit jedem Monat nehmen die Bauchkrämpfe an Intensität zu. Inzwischen fühlt es sich an, als würde der Schmerz ihren Unterleib zerreißen. Als Marina die Kinderabteilung (Pädiatrie) des Inselspitals Bern aufsucht, kann sie vor Qual kaum noch laufen.

Verdrehte Eierstöcke?

Kindlicher Bauchschmerz stellt nur selten einen Notfall dar, kommentiert das Schweizer Pädiaterteam um Dres. Peter Klimek, Miriam Klimek und Ulf Kessler von der Abteilung für Pädiatrische Chirurgie. Die meisten Bauchschmerzen bei Kindern und Heranwachsenden erweisen sich als ungefährlich. Zu den Notfällen, die sofort diagnostiziert und behandelt werden müssen, gehört eine akute Blinddarmentzündung (Appendizitis). Bei weiblichen Patienten zählt auch eine Ovarialtorsion dazu, bei der sich die Eierstöcke an den Eileitern um die eigene Achse drehen. Dies gefährdet die Durchblutung von Eileitern und Eierstöcken – eine potenziell lebensgefährliche Situation. Genau dieses Problem vermuten die Ärzte bei Marina Z.

Bauch unter Hochspannung

Bei der routinemäßigen körperlichen Erstuntersuchung der jungen Patientin finden sich keine erhellenden, aber auch keine besorgniserregenden Befunde. Sie hat kein Fieber, ihr Kreislauf funktioniert tadellos, Blutdruck und Puls sind unauffällig. Alles scheint normal – wäre da nicht dieser brutale Schmerz im Bauch. Dazu passt auch die heftige Abwehrspannung, mit der sich Marinas Bauchmuskulatur beim Abtasten gegen Berührung und Druck wehrt. Diese Muskelanspannung deutet zwar auf kein spezielles Krankheitsbild, kann aber ein Indiz für Entzündungsprozesse im Bauchraum sein.

Vorsicht bei der Untersuchung ...!

Die gynäkologische Untersuchung der jungen Patientin zeigt eine leichte Blutung, ist ansonsten aber unauffällig. Das Jungfernhäutchen (Hymen) ist intakt, Marina Z. ist also Jungfrau. Deshalb sollen die weiteren Untersuchungsschritte mit Blick auf ihre kaukasische Herkunft besonders vorsichtig geschehen, um das Hymen nicht zu verletzen und damit späteren falschen Anschuldigungen bei der Eheschließung vorzubeugen, so die Schweizer Pädiater. Eine vielleicht etwas ungewöhnlich scheinende, aber in einer multikulturellen Gesellschaft berechtigte Rücksicht auf das Mädchen.

Merkwürdige Masse im Ultraschall

Die Pädiater im Inselspital Bern untersuchen den Unterbauch von Marina Z. per Ultraschall, da sich eine Ovarialtorsion in der Sonografie abbilden lassen müsste. Doch eine Ovarialtorsion lässt sich weder bestätigen noch sicher ausschließen, berichten die Ärzte im *Journal of Medical Case Reports*. Es stellt sich sonografisch ein deutlich sichtbarer, aber unklar zu deutender Befund dar: Im rechten Bauchraum treffen die Schallwellen auf einen sechseinhalb mal acht Zentimeter großen Bereich mit einem Hypoecho, aus dem der Schall verringert zurückgeworfen wird. Aber was diese Masse darstellt und woher sie kommt, kann die Sonografie nicht beantworten.

Vagina im Spiegel

Darauf ist der weitere diagnostische Stufenplan abgestimmt. Denn man will die Ursache der Schmerzen unbedingt klären. Der nächste Schritt: eine Vaginoskopie. Dabei schieben die Ärzte einen dünnen, flexiblen Schlauch mit einer Optik, einem Endoskop, in die Vagina und können diese dann auf dem Monitor begutachten. Das Vaginoskop ist so dünn, dass es am Hymen vorbeigeschoben werden kann. Ein Vaginoskop arbeitet nach demselben Prinzip wie andere Endoskopien, etwa bei der Bronchoskopie zur Spiegelung des Bronchialsystems. Die Spiegelung der Scheide bringt keine Klarheit. Die Vaginalwände sind ebenso unauffällig wie der Gebärmutterhals, die Zervix, mit dem Muttermund der Gebärmutter. Immer noch steht der Verdacht einer Ovarialtorsion unwiderlegt im Raum. Eigentlich wäre spätestens jetzt eine Kernspintomografie fällig, auch Magnetresonanztomografie (MRT) genannt. Doch das MRT-Gerät steht im Inselspital nicht ständig zur Verfügung, beklagen die Ärzte in ihrem Bericht. Und die Zeit drängt.

Eine Gebärmutter zu viel

Deshalb entscheiden sich die pädiatrischen Chirurgen für eine Bauchspiegelung, eine Laparoskopie. Das Endoskop zeigt auf dem Monitor Eierstöcke, die teilweise mit dem umgebenden Gewebe verklebt sind. Daher ist die Interpretation schwierig, eine Ovarialtorsion lässt sich auch im vierten Untersuchungsschritt immer noch nicht sicher ausschließen.

Jetzt bleibt nur eine Operation, bei der der Bauch geöffnet und der verdächtige Bereich aus der Nähe inspiziert wird. Im offenen Bauch erkennen die Ärzte endlich, worum es sich bei der mysteriösen schwarzen Masse auf dem Ultraschallbild gehandelt hat: Marina besitzt nicht eine einzige Gebärmutter, medizinisch Uterus genannt, sondern zwei. Genauer gesagt: Ihr Uterus ist zweigeteilt. Da dies aussieht wie zwei »Hörner«, heißt diese angeborene Fehlbildung auch Uterus bicornis, übersetzt etwa »doppelhörniger Uterus.«

Zwei Typen des gehörnten Uterus

Beide Gebärmutterhälften und ihre Schleimhaut funktionieren unabhängig voneinander. Es existieren aber unterschiedliche Typen des Uterus bicornis. Wenn beide Uterusteile mit der Vagina verbunden sind und keine Untersuchungen die Fehlbildung zufällig anzeigen, bleibt diese Anomalie oft lange unentdeckt. Da die Befruchtung durch diese Fehlbildung erschwert ist, wird ein Uterus bicornis manchmal erst entdeckt, wenn ein Kinderwunsch besteht.

Bei Marina Z. sieht die Situation anders aus. Bei ihr ist Gebärmutter Nummer eins über den Gebärmutterhals normal mit der Vagina verbunden, das Menstruationsblut kann also bei der Periode nach außen abfließen. Gebärmutter Nummer zwei aber endet blind, bildet also ein geschlossenes Organ ohne Abfluss nach außen.

Ein prall mit Blut gefüllter Muskelsack

Der hormonell gesteuerte Menstruationszyklus der Gebärmutterschleimhaut läuft aber auch in Uterus Nummer zwei im Monatsrhythmus ab. Jeden Monat werden bei Marina auch im geschlossenen System des zweiten Uterus Blut und Gewebe neu gebildet und dann wieder abgestoßen. Seit Monaten – genauer: seit ihrer ersten Regelblutung – sammelt sich das Blut und Schleimhautgewebe in diesem zweiten Uterusteil. Diese Gebärmutter ist daher zum Operationszeitpunkt dick angeschwollen. Sie ist quasi ein prall mit Blut gefüllter Muskelsack. Dass Marina Z. vom ersten Blutungstag an unter »Menstruationsbeschwerden« litt und die Krämpfe mit jeder Regel schlimmer wurden, lässt sich nun gut nachvollziehen.

Die Ärzte entleeren während der Operation den zweiten Uterus. Erst nach dieser Drainage schließt sich endlich eine Kernspintomografie an, um die weitere Behandlung zu planen. Jetzt sehen die Mediziner, dass bei Marina Z. auch die rechte Niere fehlt. Ein Uterus bicornis geht häufig mit anderen Fehlbildungen einher. Die weitere chirurgische Therapie ist technisch relativ einfach. Die operierenden Gynäkologen öffnen den zweiten Uterus an einem Ende und stellen eine Brücke zur Vagina her. Jetzt können auch aus dieser Gebärmutter Menstruationsblut und abgestoßene Schleimhaut abfließen. Nach der langen Diagnostik endlich ein voller Erfolg: Marina kann schon nach einer Woche aus dem Krankenhaus entlassen werden. Ein halbes Jahr später erzählt sie bei der Nachuntersuchung glücklich, dass die Bauchkrämpfe während und nach der Menstruation verschwunden und nie mehr aufgetreten sind.

Ein 25 Jahre gehütetes Bauchgeheimnis

Die 76-jährige Frau war bisher kerngesund, abgesehen von einer lange zurückliegenden depressiven Episode. Doch jetzt kommt sie mit starken Bauchschmerzen in die Klinik. Sie berichtet aufgeregt, dass sie seit einigen Tagen von starken Durchfällen geplagt wird. Diese Darmprobleme sind so gravierend, dass die Patientin in der kurzen Zeit bereits einige Kilo an Gewicht verloren hat.

Die Ärzte werden hellhörig. Denn hinter Stuhlproblemen und plötzlicher Gewichtsabnahme kann in diesem Alter Darmkrebs stecken. Sie bereiten die alte Dame zur Darmspiegelung vor. Diese sogenannte Koloskopie ist die zuverlässigste Methode, einen bösartigen Tumor im Darm zu entdecken. Die Mediziner schieben einen dünnen flexiblen Schlauch mit einem Video-Chip an der Spitze in den Darmtrakt und können so die Schleimhaut beurteilen. Ein Darmtumor als Ursache der Durchfälle kann ausgeschlossen werden.

Entzündung ausgeschlossen

Die Symptome könnten auch Ausdruck einer entzündlichen Darmerkrankung sein. Die Ärzte gehen dem Verdacht auf Morbus Crohn oder Colitis ulcerosa, wie die beiden chronisch entzündlichen Darmerkrankungen heißen, mit Ultraschall auf den Grund. Auch diese Annahme bestätigt sich nicht. So wird noch eine Spezialuntersuchung (Sigmoidoskopie) vorgenommen, bei der die Mediziner sich auf die Untersuchung des Enddarms konzentrieren. Auch diese Untersuchung führt zu keiner Diagnose.

Was liegt denn da im Bauch?

Die ärztliche Detektivarbeit geht weiter. Denn Darmbeschwerden einer 76-Jährigen als banale Symptomatik abzutun, die schon von selbst wieder verschwinden wird – das wäre törichter Leichtsinn. Also schieben die Mediziner die alte Dame in die Computertomografie-Röhre.

Und im CT des Bauchraums machen sie tatsächlich eine überraschende Entdeckung. Sie identifizieren einen länglichen Fremdkörper, der die Beschwerden verursachen könnte, so die Gastroenterologen Dres. Richard Waters, Tawfique Daneshmend und Tarek Shirazi in den Fallberichten des Medizinjournals *British Medical Journal.*

Ein Stift von solider Qualität

Nach intensiver Überlegung erinnert sich die Frau, dass sie vor 25 Jahren (!) beim Versuch, ihre Rachenmandeln mit einem Stift im Spiegel zu inspizieren, einen Kugelschreiber verschluckt hat. Damals hatte ihr Mann, kurioserweise selbst Arzt, dies wegen fehlender Symptome als Lappalie abgetan; tatsächlich blieb sie ja auch ein Vierteljahrhundert beschwerdefrei.

Da jetzt Akutprobleme bestehen und eine Perforation der Darmwand droht, entscheiden sich die Ärzte, den Stift herauszuoperieren. Nach dem Eingriff ist die Frau rasch beschwerdefrei. Ein weiteres Kuriosum am Rande: Der verschluckte Kugelschreiber ist auch nach zweieinhalb Jahrzehnten im Bauch noch tadellos als Schreibwerkzeug zu gebrauchen.

Eisige Erkenntnis

Die 43-jährige Ingrid F. hat sich an ihre ständigen Schmerzen fast schon gewöhnt. »Meine Schmerzen«, so nennt die Lehrerin die Dauerqual tatsächlich, wenn sie mit Kolleginnen und Kollegen in der Schulpause spricht. Einen besonderen Knackpunkt stellt dabei ihre rechte Hand dar. Seit Monaten tut es höllisch weh, wenn sie die auch nur leicht bewegt. Wird sie damit auf Dauer überhaupt ihren Schuldienst weiterleisten können? Sie geht ungern zum Arzt. Doch endlich rafft sie sich auf und sucht einen Orthopäden auf.

Klassische Entzündung

Der Spezialist sieht sofort, dass das Gelenk des Mittelfingers geschwollen und gerötet ist. Beide Symptome sind, neben der schmerzhaften Bewegungseinschränkung, typische Entzündungszeichen. Doch woher kommt die Entzündung? Mit dem Verdacht auf mögliches Gelenkrheuma, medizinisch genauer als rheumatoide Arthritis oder primär chronische Polyarthritis (pcP) bezeichnet, schickt der Orthopäde Ingrid F. zum Rheumatologen. Die pcP ist eine grausame Krankheit, die alle Gelenke (»poly« bedeutet »viele«) befallen und im Endstadium der Krankheit zerstören und entstellen kann. Da eine frühe Diagnose und sofortige Therapie das fortschreitende Gelenkleiden oft bremsen können, ist es wichtig, dass bei schmerzenden, geröteten und geschwollenen Gelenken rasch ein Arzt aufgesucht wird.

Moderner Bluttest: alles okay

Der Rheumatologe untersucht zunächst das Blut von Ingrid F. auf Werte, die auf ein Gelenkrheuma hindeuten. Dazu gehört der Rheumafaktor. Dieser Blutwert ist aber nur bei 60 bis 80 Prozent der Betroffenen erhöht und gilt deshalb heute als wenig aussagestark und veraltet. Aus diesem Grund bestimmt der Rheumatologe auch noch einen neuerdings favorisierten Blutwert, einen Antikörper gegen die

Substanz Citrullin. Diese modernere Blutuntersuchung mit dem wissenschaftlichen Namen CCP-Test zeigt eine Rheumaerkrankung nicht nur früher und zuverlässiger positiv an. Der CCP-Wert verläuft auch während der Erkrankung nahezu parallel zum Entzündungsgeschehen. Er liefert damit ein Maß für Erfolg oder Misserfolg der Therapie.

Nächster Schritt. Operation

Doch alle Bluttests sind normal. Damit schließt der Rheumatologe bei Ingrid F. ein Gelenkrheuma aus. Er interpretiert die Schmerzen als Zeichen einer Arthrose, einer Gelenkabnutzung, und verschreibt schmerzlindernde Entzündungshemmer.

Die Schmerzen verschwinden tatsächlich – für kurze Zeit. Dann ist alles schlimmer als zuvor. Jetzt kann Ingrid F. die ganze Hand nicht mehr richtig bewegen. Schmerzmittel bleiben ohne Wirkung. Sie sucht einen Handchirurgen auf. Der diagnostiziert eine schmerzhafte Verdickung der Fingerbeugesehne. Das Problem wird im Expertenjargon als »schnellender Finger« bezeichnet, weil sich dabei der betroffene Finger nur verzögert und unter Kraftaufwand strecken oder beugen lässt. Schuld daran ist, dass die verdickte Sehne nur noch »mit Gewalt« durch den Sehnenkanal hindurchrutscht und deshalb der Finger plötzlich vorschnellt, wenn die Engstelle endlich überwunden ist. Der Handchirurg empfiehlt Ingrid F. eine kleine Operation, die den Sehnenkanal spaltet und erweitert. Die Lehrerin willigt ein.

Löcher im Knochen

Der Eingriff gelingt komplikationslos. Aber er bleibt auch wirkungslos – die Gelenkschmerzen von Ingrid F. sind so stark wie eh und je. Sie will jetzt endlich Klarheit und Beschwerdefreiheit erreichen. So meldet sie sich für eine Kernspintomografie (MRT) an, die den Knochen und die umgebenden Weichteile präzise abbildet. Mit diesem bildgebenden Verfahren wird sich doch wohl endlich herausfinden lassen, was mit ihrer Hand nicht stimmt, denkt sie. Tatsächlich sehen die Ärzte mittels MRT klarer – und sind verblüfft. Ingrid F.s Mittelfinger ist im Bereich des Grundgelenks so löchrig wie ein Schweizer Käse. Der Knochen wird offenbar seit einiger Zeit nicht mehr durchblutet und ist in diesem Areal bereits abgestorben. Mediziner nennen dies Knochennekrose.

Eine Prothese nach der anderen

Jetzt beginnt für Ingrid F. aufgrund von ärztlicher Fehldiagnostik ein langer Leidensweg. Der Handchirurg diagnostiziert als Ursache der fortbestehenden Schmerzen und der Knochennekrose einen sogenannten Morbus Dieterich. Bei dieser seltenen Variante einer Gelenkabnutzung wird der dritte Mittelhandknochen unzureichend durchblutet und stirbt ab. Unter dieser Annahme setzt der Handchirurg der Lehrerin eine Fingergelenksprothese ein.

Löcher überall

Da Ingrid F. wirklich seit Jahren unter Arthrose leidet, scheinen ihr die Diagnose und der Gelenkersatz einleuchtend. Einige Monate später ist das Knie an der Reihe. Auch hier finden sich starke Schmerzen und Entzündungszeichen als Indiz für eine sogenannte aktivierte Arthrose. Dabei werden durch die Gelenkabnutzung Entzündungsbotenstoffe ausgeschüttet, die die Schmerzen anheizen. Unter der Diagnose einer aus dem Ruder gelaufenen Kniearthrose wird der duldsamen Lehrerin ein künstliches Kniegelenk eingesetzt. Als die Ärzte nach dem Eingriff die Knochensubstanz des entfernten Kniegelenks untersuchen, sehen sie erneut Löcher im Knochen. Auch das Kniegelenk hatte also eine Nekrose.

Hüftgelenk? Auch neu!

Mit Prothesen in Finger und Knie fühlt sich Ingrid F. ab jetzt gegen weitere Schmerzen gewappnet. Leider ein Irrtum. Denn plötzlich schmerzt ihre linke Hand so wie vorher die rechte, und jetzt stirbt auch links der Mittelhandknochen ab. Folgerichtig wird das Mittelfingergelenk operiert. Kaum sind die Skalpelle wieder im Schrank verstaut, ist (wundert es noch jemanden?) die Hüfte an der Reihe. Im Kernspintomogramm stellen die Ärzte an beiden Hüftgelenken eine fortgeschrittene Zerstörung, eine Hüftkopfnekrose fest. Konsequenz: Die operierenden Orthopäden implantieren Ingrid F. zwei künstliche Hüftgelenke.

Das Eisen war schuld!

Ingrid F. ist inzwischen Anfang 50 und steckt voller Kunstgelenke. Niemand kam bisher auf die Idee, die Ursache der Löcher in ihren Knochen einmal genauer unter die Lupe zu nehmen. Ihren Job als Lehrerin hat Ingrid F. lange aufgegeben. Sich selbst aber gibt sie nicht auf. Sie lässt sich an der Universitätsklinik Hamburg von einem Spezialisten für Knochenstoffwechsel noch einmal durchchecken. Und: Endlich ist sie nach langer diagnostischer und therapeutischer Irrfahrt an der richtigen Stelle gelandet. Dem Knochenexperten fällt als erstem Arzt in der Odyssee von Ingrid F. ein deutlich erhöhter Eisenwert im Blut auf. Dies könnte auf eine sogenannte Hämochromatose deuten, eine erblich bedingte Eisenspeicherkrankheit. Ob das zu hohe Eisen im Blut tatsächlich durch dieses Erbleiden bedingt ist und zur Knochenzerstörung führte, kann nur eine genetische Untersuchung klären, so der Spezialist der Uniklinik Hamburg-Eppendorf in *Abenteuer Diagnose*. Ingrid F. ist einverstanden. Endlich lichtet sich der diagnostische Nebel. Dr. Nielsens Vermutung erweist sich als richtig: Ingrid F. leidet unter einer Hämochromatose, einer genetisch bedingten Eisenspeicherkrankheit.

Eisen zerfraß die Gelenke

Bei diesem Erbleiden resorbiert der Dünndarm kontinuierlich zu viel Eisen aus der Nahrung. Das Eisen wird dann im Körper an individuell unterschiedlich stark betroffenen Stellen abgelagert. Oft speichert besonders die Leber als wichtigstes Stoffwechselorgan das Metall – und geht irgendwann daran zugrunde. Bei Ingrid F. hingegen sammelte sich das Eisen aus unbekanntem Grund überwiegend in den

Gelenken. Die Folge: Der Knochen wurde nicht mehr durchblutet, bildete Löcher und starb ab.

Eisenreiche Leber

Spannende Frage: Wie hat ihre Leber die jahrelange Eisenflut überstanden? Ein Experte misst den Eisengehalt dieses körpereigenen Stoffwechsellabors im Körper mit einem Spezialgerät, dem Biomagnetometer. Da Ingrid F. keinerlei Beschwerden im Bauch hat, erwartet sie einen normalen Eisengehalt des Organs. Sie kann es gar nicht fassen, dass auch in ihrer Leber das Zehnfache des Eisen-Normalwertes gemessen wird. Zu Ingrid F.s großem Glück funktioniert die Leber trotzdem noch einwandfrei. Zur Therapie der Hämochromatose greifen die Mediziner auf eine historische, bei diesem Krankheitsbild aber bis heute wirksame Behandlung zurück: den Aderlass. Durch den Blutverlust verliert der Körper Eisen in den roten Blutkörperchen, den Erythrozyten. Um neue Erythrozyten zu produzieren, greift der Organismus auf seine Eisenspeicher zurück – und bedient sich dabei an den Eisenlagern der Hämochromatose-Organe. So wird das überschüssige Eisen nach und nach aus dem Körper herausgefischt. Zusätzlich erhält die frühere Lehrerin Medikamente zum Knochenaufbau, um die verbliebene Knochen- und Gelenksubstanz zu retten.

Die Milchwolke, die blind machte

Im Juli 2012 soll die 72-jährige Martha G. in die medizinische Ambulanz des Distriktkrankenhauses von Auckland, Neuseeland, transportiert werden. Die ältere Dame leidet seit Jahren unter Bluthochdruck, und ihr wurde vor mehreren Jahren eine künstliche Herzklappe (Mitralklappe) eingesetzt. Diesen Eingriff hat sie bislang problemlos verkraftet. Erst in den letzten zehn Tagen hat sich ihr Gesundheitszustand verschlechtert. Sie klagt über Lethargie und Muskelschmerzen und hat in kurzer Zeit einige Kilo an Gewicht verloren. Deshalb soll sie zum Check ins Krankenhaus.

Doch bereits auf dem Weg dorthin tritt eine dramatische Komplikation ein. Urplötzlich erblindet Martha G. auf beiden Augen gleichzeitig – ohne ein einziges vorheriges Warnsymptom, ohne ein bekanntes Augenleiden. Die attackenartige Erblindung der Frau lässt sich im Notarztwagen weder erklären noch behandeln.

Und es kommt noch schlimmer: Martha G.s Allgemeinzustand verschlechtert sich auf der Fahrt ins Krankenhaus gravierend. Sie hat hohes Fieber. Ihr Blutdruck fällt riskant ab – das erste Indiz eines drohenden Kreislaufschocks. Martha G. schwebt in Lebensgefahr.

Laute Strömung lässt aufhorchen

Die Ärzte horchen Martha G.s Brustkorb mit einem Stethoskop ab – eine althergebrachte Untersuchung, die auch heute noch wichtig ist. Bei dieser sogenannten Auskultation fällt in der Auswurfphase, bei der das Blut vom Herzen in die Aorta gepumpt wird, ein krankhaftes und lautes Strömungsgeräusch auf. Dies deutet auf Turbulenzen des Blutflusses hin. Dahinter könnte eine erneute Erkrankung der Herzklappen stecken. Die Ärzte stabilisieren Martha G. den Kreislauf mit Infusionen, sie bekommt Antibiotika. Damit ist zumindest ihr Leben (vorerst) gerettet.

Von jetzt an kämpfen die Mediziner an zwei Fronten. Einerseits wollen sie die Fieberschübe und den drohenden Kreislaufschock im Griff behalten – andererseits möglichst rasch die Ursache der Erblindung aufdecken und therapieren.

Die plötzliche Doppel-Blindheit ist ein seltenes Phänomen, das die Ärzte vor einige Rätsel stellt. Zunächst halten sie als Ursache eine Embolie für möglich. Ein Blutpropf könnte aus einer Körpernische, beispielweise aus einem Herzvorhof, bis ins Gehirn geschwemmt worden sein und dort das Sehzentrum von der Blutversorgung abgeschnitten haben. Doch eine Untersuchung der zum Gehirn führenden Blutgefäße zeigt keinerlei Auffälligkeiten des Blutstromes – also Fehlanzeige.

Trübe Schleier im Auge

Die Blindheit der 72-Jährigen bleibt unerklärlich. Ihre Pupillen reagieren auch nicht auf Lichtreize der Untersuchungslampe, und Martha G. kann beim Sehtest keinerlei Licht oder Helligkeitsunterschiede mehr wahrnehmen. Auffällig ist allerdings: Die Untersuchung des Augeninneren und des Augenhintergrundes scheitert daran, dass eine flockige Wolke den Glaskörper des Auges trübt. Offenbar schwimmt eine seltsame Flüssigkeit im Auge, wie ein milchiger Schleier. Und im vorderen Abschnitt des Auges treiben Zellen, die dort nicht hingehören.

Ärztliche Detektivarbeit gefragt

Jetzt müssen die Ärzte erfolgreiche und zugleich schnelle Detektivarbeit leisten. Denn während die Erblindung anhält, verschlechtert sich der Zustand der Frau immer wieder sprunghaft. Sie bekommt Fieberschübe, Herzrasen, wird verwirrt. Dies berichtet das Ärzteteam um Dres. Wallace Brownlee und Veronica M. Playle im Medizinjournal *The Lancet*.

Die Kernfragen der Mediziner lauten: Woher kommt das Fieber? Warum wurde Martha G. so plötzlich blind? Hängt beides zusammen – und wenn ja, wie?

Eine Explosion von Bakterien

Die neuseeländischen Ärzte entnehmen mit einer feinen Kanüle Flüssigkeit aus dem Augen-Glaskörper der Frau und untersuchen sie auf Krankheitskeime. Sie finden tatsächlich krank machende Bakterien, einen besonderen Typ pathogener Streptokokken. Eine derartige gefährliche Augeninfektion nennen Experten Endophthalmitis. Der milchige Schleier in Martha G.s Augen ist eine Wolke von Keimen, die sich offenbar explosionsartig vermehren.

Herzkeime überschwemmen den Körper

Den diagnostischen Durchbruch bringen eine Blutkultur und ein Ultraschall. In einer Blutprobe auf einem Bakteriennährboden wachsen dieselben Streptokokken, die in Martha G.s Augenwasser schwimmen. Damit ist wahrscheinlich: Diese Keime haben nicht nur die Endophthalmitis ausgelöst, die zur Erblindung führte. Sie sind auch für die immer wiederkehrenden Fieberschübe verantwortlich. Doch warum wirken die Antibiotika kurzfristig und versagen dann wieder?

In einer erneuten Kardiosonografie, einer genauen Herzuntersuchung mit Ultraschallwellen, lassen sich diesmal auf dem Monitor Ablagerungen auf den Herzklappen zwischen beiden Vorhöfen und beiden Herzkammern nachweisen. Es handelt sich nach der Einschätzung der erfahrenen Kardiologen um Bakterienansammlungen, die sich in der antibiotisch schwer erreichbaren Nische der Herzklappen angesiedelt haben und von hier aus den Körper mit Streptokokken überschwemmen.

Trauriger Ausgang

Damit sind auf einen Schlag plausible Erklärungen für gleich mehrere merkwürdige Phänomene des Krankheitsverlaufs gegeben. Da die Bakterien in den Herzklappen von den Antibiotika schlecht erreicht werden, können sich die Keime in dieser Körpernische immer wieder vermehren und neue Fieberschübe auslösen. Gleichzeitig können hier solche Mengen an Bakterien nahezu ungestört heranreifen, dass sie (auch) die Augen geradezu überflutet haben. Warum die Keime überhaupt die Augen infizierten, bleibt allerdings ungeklärt.

Um auch einen therapeutischen Durchbruch zu erzielen, entscheiden sich die Ärzte für einen Ersatz beider befallenen Herzklappen. Die künstlichen Herzklappen werden vom Körper der Patientin gut vertragen. Ihr Allgemeinzustand bessert sich, Herz und Kreislauf funktionieren reibungslos, die Fieberschübe verschwinden.

Dennoch hat diese ungewöhnliche Krankengeschichte zugleich einen tragischen Ausgang: Martha G. bleibt blind und kann auch bei mehreren Nachuntersuchungen nur mühsam Helligkeitsunterschiede wahrnehmen.

Angriff der tödlichen Fleischfresser

Anne V. läuft gestresst durch die Küche. Gleich hat sie noch einen Termin in der Stadt, am Abend kommen Gäste, also schnell noch Gemüse schnippeln für den Salat und ratsch: Sie schneidet sich mit der Säge des Küchenmessers in den rechten Finger. Die 44-Jährige nimmt diesen kleinen Zwischenfall nicht weiter ernst, zumal der Daumen kaum blutet. Sie klebt rasch ein Pflaster über die Blessur, ehe sie die Hausarbeit fortsetzt. Am Abend hat sie die vermeintliche Lappalie bereits vergessen.

Doch drei Tage später beginnt der verletzte Daumen, nachdrücklich auf sich aufmerksam zu machen. Im Bereich der Verletzung haben sich dunkle Blasen gebildet, Anne fühlt sich allgemein schlapp. Sie sucht ihren Hausarzt auf.

Irgendetwas macht sich erschreckend breit ...

Bei der sorgfältigen Untersuchung des Daumens ist der Hausarzt beunruhigt. Denn das verletzte Endglied hat sich nicht nur deutlich verfärbt, sondern ist auch stark geschwollen – beides Warnzeichen einer Infektion. In Annes Fall muss es sich um einen rasant voranschreitenden Infekt handeln. Denn das geschwollene Gewebe beginnt – schon erkennbar an einer noch leichten Verfärbung –, sich auf den Unterarm auszubreiten. Der Hausarzt schickt Anne V. sofort in die Klinik, die Abteilung für Plastische Chirurgie des Heatherwood and Wexham Park Hospitals in Slough, Großbritannien. Dies rettet das Leben seiner Patientin. Denn in den nächsten Stunden werden sich die Ereignisse überschlagen.

Auf den ersten Blick: Alarm!

In der Klinik lässt bereits die Erstuntersuchung von Anne V. die Alarmglocken schrillen. Denn die Ärzte befürchteten beim Anblick des verfärbten Daumens mit dunklen Blasen, eines noch keinesfalls dramatisch aussehenden Befundes, eine äußerst tückische und lebensgefährliche Erkrankung: die nekrotisierende Fasziitis. Dies berichtet das Chirurgenteam um Laura Dias, Daniel Markeson und Evgenios Evgeniou in den Fallberichten der Fachzeitschrift *British Medical Journal.*

Die »fleischfressende Krankheit«

Unter Nekrose versteht man medizinisch eine unumkehrbare Gewebszerstörung. Mit Fasziitis beschreiben Mediziner eine Entzündung der Faszien. Die Faszien stellen laut Wikipedia die »Weichteil-Komponente des Bindegewebes dar, die den ganzen Körper als umhüllendes und verbindendes Spannungsnetzwerk durchdringen«. Also: Die Faszien sind überall. Speziell stellen sie auch eine Verbindung zwischen Muskeln und ihrer Umgebung her.

Das heißt aber auch: Über die Faszien kann sich eine Infektion in extremer Geschwindigkeit über den ganzen Körper ausbreiten.

Eine nekrotisierende Fasziitis wird im Englischen auch »flesh-eating disease« oder »flesh-eating bacterial syndrome« genannt. Diese Bezeichnung als fleischfressende Krankheit beschreibt die Gefahr plastisch und genau: Die Killerkeime breiten sich entlang der Faszien nicht nur schnell aus, sondern zerfressen dabei auch das Muskelgewebe und seine Umgebung.

Neu: (Fast) unbesiegbare Keime

Mehrere Typen von Bakterien können diese Gewebszerstörung auslösen. Dazu gehören Streptokokken des Typs A, aber auch Staphylokokken, sogenannte Clostridien und andere Bakterien. In den meisten Fällen findet sich bei der nekrotisierenden Fasziitis eine Mischpopulation verschiedener Bakterien – dies macht die Therapie mit Antibiotika besonders schwierig. Ein weiteres Problem: Im Jahre 2001 wurde erstmals eine Form der Fasziitis durch Bakterien (Staphylokokken) beobachtet, die gegen alle herkömmlichen und stark wirksamen Antibiotika resistent sind. Dann sind die Ärzte praktisch machtlos gegen den Ansturm der Keime.

Lebensrettender Blick

Bei der Aufnahme ins Krankenhaus wirkt Anne V. noch relativ gesund. Sie gibt einige banale Erkrankungen in der Vorgeschichte an, die aber keinen Anlass zu übertriebener Sorge geben müssten. Der Verdacht einer nekrotisierenden Fasziitis ist zu diesem Zeitpunkt noch nicht bewiesen. Die Diagnose wird durch sechs relativ allgemeine Laborwerte wahrscheinlich gemacht. Dies sind der Entzündungsparameter C-reaktives Protein, die Gesamtzahl weißer Blutkörperchen, die Menge des roten Blutfarbstoffs Hämoglobin im Blut sowie die Konzentrationen von Natrium, Kreatinin und Glukose. Bei Anne V. sind einige dieser Werte erhöht. Diese Laborkonstellation allein liefert aber nicht einmal ansatzweise ein Indiz für die Lebensgefahr, in der die Patientin bereits schwebt. Doch nichts ersetzt den Blick von erfahrenen Chirurgen: Beim Anblick der verfärbten Hand mit den Blasen reagieren die Ärzte sofort und bringen Anne V., Laborwerte hin oder her, umgehend in den Operationssaal.

Anne V. hat riesiges Glück

Damit hat Anne V. unglaubliches Glück. Denn die nekrotisierende Fasziitis ist aus mehreren Gründen eine besonders tückische Infektionskrankheit. Erstens gelangen die Bakterien oft, wie im Falle von Anne V., durch eine kleine und harmlos wirkende Wunde in den Körper. Bei vielen Patienten vergeht kostbare Zeit, bis die Ärzte anhand der Symptome den tödlichen Ernst der Lage erkennen. Bis dahin gibt es oft keine Möglichkeit mehr, das Leben des Infizierten noch zu retten. Anne V. ist vom Schicksal begünstigt, denn sie trifft auf Ärzte, die die drohende Gefahr sofort erkennen und handeln.

Tödliche Giftstoffe

Zweitens breiten sich die Bakterien in unglaublicher Geschwindigkeit, oft innerhalb weniger Stunden, im ganzen Körper aus. Bei vielen Patienten bleibt dann nur eine Amputation etwa von Arm oder Bein, um die Bakterienflut und ihre rasante Invasion zu stoppen.

Drittens produzieren die Bakterien sehr wirksame, potenziell tödliche Giftstoffe (Toxine) und geben sie in großer Menge in den Körper ab. Diese Giftstoffe stellen die größte Gefahr für das Leben des Infizierten dar. Denn sogar zu einem Zeitpunkt, zu dem die Bakterien selbst durch Antibiotika bereits eingedämmt oder abgetötet worden sind, zirkulieren die Toxine weiter im Organismus und können zum tödlichen Organversagen führen.

Auch deshalb ist sofortiges Eingreifen, wie bei Anne V., mit der Gabe hoch dosierter Antibiotika lebensrettend. Außerdem muss infiziertes Gewebe sofort großflächig herausgeschnitten werden, um die weitere Invasion der Killerkeime zum Stillstand zu bringen.

Kreislaufschock bei der Operation

Anne V. wird sofort operiert, das verfärbte Infektionsareal an Hand und angrenzendem Unterarm wird chirurgisch vollständig entfernt. Doch noch während des Eingriffs bricht der Kreislauf von Anne V. vollständig zusammen. Zum Glück bekommen die Anästhesisten den Schockzustand medikamentös in den Griff. Der Zwischenfall stützt die Annahme einer nekrotisierenden Fasziitis: Aller Wahrscheinlichkeit nach sind während der Operation Bakterien-Toxine ins Blut geschwemmt worden und haben Anne V. in den Schock katapultiert. Bei dem Eingriff werden Gewebeproben entnommen, die später die Verdachtsdiagnose bestätigen: Anne V. befand sich aufgrund einer nekrotisierenden Fasziitis tatsächlich auf der Schwelle zwischen Leben und Tod.

Gefahr noch nicht gebannt

Doch auch nach dem Eingriff schwebt Anne V. noch in Lebensgefahr. Immer noch können Toxine innere Organe angreifen und durch eine Sepsis, eine Blutvergiftung, zum vollständigen Organversagen und zum Tod führen. Durch die Giftstoffe ist Annes Lunge angegriffen, ein Lungenversagen würde ihren sicheren Tod bedeuten. Sie liegt seit dem Eingriff auf der Intensivstation, bekommt hoch dosierte Antibiotika. Sie wird beatmet, sicherheitshalber wird ihre Hand mehrfach nachoperiert und potenziell infiziertes Gewebe entfernt.

Nach drei Wochen: geschafft!

Nach zwei Wochen intensivmedizinischer Therapie bessert sich Annes Zustand deutlich. Erst jetzt ist die Hoffnung auf Heilung realistisch. Denn trotz sofortiger optimaler Behandlung mit Antibiotika und rechtzeitiger chirurgischer Intervention sterben etwa 25 Prozent der Patienten mit nekrotisierender Fasziitis. Wenn die fleischfressende Krankheit zu spät erkannt oder nicht korrekt behandelt wird, erliegen ihr fast acht von zehn Infizierten. Doch Anne V. schafft es. Nach drei Wochen kann sie aus der Klinik entlassen werden.

Seelische Vollkorn-Katastrophe

Erst gestern hatte Giovanni V. wieder eine seiner merkwürdigen Attacken. Er stand plötzlich vom Mittagstisch auf, zog sich zurück und versteckte sich in seinem Zimmer. Er schloss die Tür hinter sich ab und blieb für mehrere Stunden verschwunden. Als seine Frau und der älteste Sohn heftig an die Tür klopften, öffnete er und schrie die beiden an, er stieß den Sohn sogar gegen den Schrank.

Diese unerklärlichen psychischen Veränderungen des 38-jährigen Italieners bringen das Familiengefüge völlig aus dem Gleichgewicht. Früher war der Familienvater ein selbstbewusster und souverän agierender, aber auch ein gutmütiger Ehemann und fürsorglicher Vater gewesen und beruflich aufgeschlossen und erfolgreich.

Medikamentencocktail

Nach eigener Einschätzung hatte seine seelische Talfahrt begonnen, nachdem er sich das rechte Handgelenk brach und deshalb eine längere Job-Auszeit nehmen musste. Inzwischen litt er seit etwa zwei Jahren unter seelischen Problemen. Er hatte deswegen bereits einen Psychiater aufgesucht. Da er sehr antriebslos war und einige wichtige berufliche Projekte trotz genesener Hand weiterhin schleifen ließ, gleichzeitig über eine tiefe innere Leere und Mutlosigkeit klagte, vermutete der Arzt eine Depression und verordnete ihm ein Antidepressivum. Weil Giovanni V. aber außerdem von Angstzuständen geplagt war und seinen Angehörigen und sogar Fremden misstrauisch und sogar aggressiv begegnete, verordnete ihm der Mediziner zusätzlich ein Neuroleptikum. Neuroleptika werden auch als Antipsychotika bezeichnet und sind Medikamente, die bei bestimmten psychischen Erkrankungen Angst und Spannung lindern sowie Halluzinationen und Wahnvorstellungen bekämpfen.

Freiwillig in die Klinik

Giovanni V. nahm beide Medikamente regelmäßig ein – ohne jeglichen Erfolg. Seine unberechenbaren Episoden unerklärlicher Angst im Wechsel mit unbegründetem Zorn und Wutausbrüchen hielten an und verstärkten sich sogar noch. Die emotionalen Ausbrüche wurden so unkontrollierbar, dass die Familie Giovanni V. im Mai 2001 in die Abteilung für Klinische Psychiatrie der Universität von Insubria in Varese brachte. Nach einiger Therapiezeit waren die Beschwerden so weit gelindert und der psychische Zustand so stabil, dass die Psychiater ihn nach Hause entließen.

Therapeutische Achterbahnfahrt

Doch schon im Mai 2002 kommt Giovanni V. erneut in dasselbe Krankenhaus. Seine Angstzustände und aggressiven Verhaltensänderungen sind erneut aufgetreten, schlimmer als zuvor. Die Psychiater verordnen ihm jetzt zusätzlich ein sogenanntes Neuroleptikum der zweiten Generation. Sie entscheiden sich dafür, weil die Symptome eine ungewöhnliche Mischung darstellen. Einerseits finden sich depressive Beschwerden wie Stimmungstief und Antriebslosigkeit, andererseits psychotische Anzeichen wie angedeuteter Verfolgungswahn und unangemessene Aggressivität. Das neue Mittel soll den Hirnstoffwechsel normalisieren und die Beschwerden rasch lindern – in vielen anderen Fällen hat es sich bewährt.

Die Behandlung scheitert

Doch der Therapieversuch geht gründlich daneben, berichtet das Team um Dres. Nicola Poloni, Simone Vender, Emilio Bolla et al. Nach Einnahme des neuen Neuroleptikums blüht nicht nur sein seelischer Ausnahmezustand so richtig auf. Zusätzlich machen ihm jetzt Muskelkrämpfe und Schmerzen der Muskulatur zu schaffen. Die Ärzte setzen das Mittel erst einmal ab. Im Computertomogramm finden sie Auffälligkeiten wie einen Bezirk geringerer Hirndichte; dieser Befund lässt sich aber weder schlüssig erklären noch den Symptomen zuordnen. Da nach Absetzen des Neuroleptikums der zweiten Generation Angstzustände und Aggressionsverhalten förmlich hochkochen, geben ihm die inzwischen ratlosen Ärzte das Mittel erneut, beschreibt das Psychiatrieteam die Situation im Fachjournal *Clinical Practice and Epidemiology in Mental Health.*

Die Muskeln lösen sich auf

Daraufhin schlittert der Patient mit rasanter Geschwindigkeit in die Katastrophe. Er bekommt hohes Fieber von über 39 Grad Celsius und Atemnot mit akuten Erstickungsanzeichen, ist nicht mehr ansprechbar. Die willkürliche (also willentlich steuerbare) »quer gestreifte« Muskulatur beginnt sich aufzulösen. Diese medizinisch Rhabdomyolyse genannte schwere Komplikation kann Ausdruck eines sogenannten malignen neuroleptischen Syndroms sein. Dabei reagiert der Körper in seltenen Fällen auf Neuroleptika mit lebensgefährlichen Nebenwirkungen. Die verzweifelten Psychiater setzen die Neuroleptika wieder ab und verlegen den Patienten auf eine infektiologische Station, wo er unterstützt beatmet wird und Antibiotika erhält. Als Giovanni V. einigermaßen wiederhergestellt ist, entlassen ihn die Ärzte in die Obhut der Familie – mit der strikten Auflage, ihn bei erneuten Problemen wieder in die Klinik zu bringen.

Da ist er wieder ...!

Doch die Odyssee des italienischen Patienten hat noch kein Ende gefunden. Mitte Juni, also zwei Wochen nach seiner Entlassung, wird Giovanni V. schon wieder eingeliefert. Diesmal zeigt er erneut das Vollbild einer schweren, wenn auch immer noch nicht präzise diagnostizierten psychiatrischen Störung. Er wiederholt monoton immer diesselben Sätze, oft mit einem fragenden Gesichtsausdruck, als ob er deren Inhalt selbst nicht mehr begreifen könnte. Er vollführt immer und immer wieder ähnliche Bewegungsmuster, was die Ärzte als motorische Stereotypien bezeichnen. Auch Schluckstörungen, die seit einigen Wochen immer schlimmer wurden, haben noch zugenommen und erlauben kaum noch eine geregelte Nahrungsaufnahme. Giovanni V. hat innerhalb der letzten zwei Monate fast 20 Kilogramm abgenommen und ist in einem desolaten körperlichen und seelischen Zustand. Die ratlosen Psychiater gestehen sich ein, dass sie mit diesem Patienten überfordert sind, und überweisen ihn an das Carlo-Besta-Institut für Neurologie in Mailand.

Stunde der Erkenntnis

Die neurologischen Spezialisten in Mailand greifen zu ausgefeilten Hightech-Methoden der Diagnostik. Mithilfe einer Untersuchung mit dem Namen SPECT (Single Photon Emission Computed Tomography) finden sie bei Giovanni V. auffällige Veränderungen in wichtigen Hirnbereichen wie dem rechten und mittleren Frontalhirn. Aber immer noch ist unklar: Was hat das Gehirn des Patienten so durcheinandergebracht?

In mühsamer Detektivarbeit überprüfen die Ärzte noch einmal alle Blutwerte, die in irgendeinem Zusammenhang mit den seltsamen Symptomen stehen könnten. Und endlich gelingt ein diagnostischer Durchbruch, der zu einem völlig unerwarteten Ergebnis führt: Im Labor finden sich körpereigene Abwehr-Eiweiße (Antikörper), die typischerweise bei Zöliakie erhöht sind. Hierbei handelt es sich um eine Unverträglichkeit des Getreideproteins Gluten.

Unglaubliche Erklärung

Die Ärzte wollen es kaum glauben. Eine Glutenunverträglichkeit, die nicht einmal besonders selten ist, soll für dieses diagnostische Mysterium verantwortlich gewesen sein und derart gravierende psychiatrische Beschwerden ausgelöst haben? Sie sind fassungslos. Bei einer Allergie auf das Klebereiweiß Gluten, das in vielen Getreideprodukten steckt, treten typischerweise Magen-Darm-Probleme auf. Die Darmschleimhaut entzündet sich. Oft leiden die Betroffenen unter Durchfällen oder Bauchkrämpfen. Da von der entzündeten Darmschleimhaut nicht alle Nährstoffe aufgenommen werden, führt eine

Zöliakie meist schon im Kindesalter zu Entwicklungsstörungen und wird deshalb früh entdeckt. Die Konsequenz ist dann eine völlig glutenfreie Ernährung.

Misstrauisch gegen die eigene Diagnose

Nur bei wenigen Zöliakiekranken machen sich die ersten Beschwerden erst im Erwachsenenalter bemerkbar. Doch auch dann sind schwere Durchfälle und Bauchkrämpfe die Kardinalsymptome. Bei Giovanni V. kam offenbar ein ganzes Bündel ungewöhnlicher Umstände zusammen:

Seine Klebereiweiß-Allergie blieb bis ins Erwachsenenalter unbemerkt. Sie löste nie klassische Magen-Darm-Beschwerden aus, die die Ärzte eher auf die richtige Spur geführt hätten. Stattdessen griffen die im Körper gebildeten Antikörper gegen das Gluten das Nervensystem und die Gehirnzellen an. Damit imitierte diese absolute Rarität einer »lupenrein« neurologischen Zöliakie psychiatrische Störungen völlig anderer Ursache.

Diese Situation ist so ungewöhnlich, dass die Ärzte ihrer eigenen Diagnose misstrauen und die Bluttests mehrfach wiederholen. Doch die Antikörperbefunde bleiben eindeutig: Giovanni V. litt nie unter einer psychischen Erkrankung, sondern unter einer Eiweißallergie, die sein Gehirn ins Chaos stürzte.

(Fast) eine Wunderheilung

Der Patient wird sofort und für immer auf eine streng glutenfreie Diät gesetzt. Und das Wunder geschieht: Allein durch diese Ernährungsumstellung verschwinden sämtliche Beschwerden, die ihn fast das Leben gekostet hätten. Schluck- und Sprachprobleme bessern sich zuerst, dann verschwinden auch die Muskelkrämpfe und alle anderen Symptome. Die aggressiven Antikörper haben die Gehirnzellen also offensichtlich nicht unumkehrbar geschädigt. Lediglich eine Tendenz zu Angstreaktionen bleibt bei dem Italiener bestehen. Aber das ist nach dieser Krankheitsgeschichte eigentlich nur zu verständlich, oder …?

Vier Winzlinge spielen Schicksal

Bis vor zwei Jahren war Ashoka K. kerngesund: Er trieb Sport, konnte gut organisieren und bewältigte sein Universitätsstudium erfolgreich. Doch dann verändert sich das Leben des 25-jährigen Inders grundlegend: Gleich mehrere seiner Gehirnfunktionen sind aus unbekannter Ursache deutlich beeinträchtigt. Der Student kann sich schlecht an Vorfälle und Personen erinnern und leidet unter ausgeprägten Konzentrationsstörungen. Sein früheres Organisationstalent hat stark gelitten, bei manchen Kommilitonen gilt er deshalb inzwischen als »unzuverlässig«. Auch seine Sprache funktioniert nicht mehr reibungslos. Er sucht oft nach Worten und muss lange nachdenken, um einfache Sachverhalte korrekt auszudrücken.

Stimmung im Zickzackkurs

Begleitet von seinen Eltern, sucht er in dieser entmutigenden Situation eine Klinik in Neu-Delhi auf. Die Eltern sind sehr beunruhigt und berichten zusätzlich über eine weitreichende Wesensveränderung ihres Sohnes: »Seine Stimmung schwankt ständig, mal ist er völlig in sich gekehrt und traurig, dann braust er auf – das war früher nie der Fall«, erzählt seine Mutter. Ashoka K. selbst ergänzt, er sei außerdem ständig müde, manchmal sei er ängstlich und leicht irritierbar.

Ist eine Depression schuld?

Einige dieser Befunde wie die gedrückte Stimmung und die Antriebslosigkeit könnten für ein depressives Syndrom sprechen. Doch weitere neurologische Symptome deuten in eine andere Richtung. Ashoka K. beschreibt Krämpfe, die in den Händen und Füßen seit drei Monaten immer wieder periodisch auftreten, berichtet das Ärzteteam um Gunjan Kumar, Darshpreet Kaur und Puneet Aggarwal im *British Medical Journal*. Diese charakteristische Symptomatik führt die Mediziner auf eine wichtige Spur, denn die Krämpfe sprechen für einen zu niedrigen Blutkalziumspiegel. Manchmal lassen sich diese Spasmen in subjektiven Paniksituationen beobachten, wenn durch eine allzu heftige schnelle Atmung (Hyperventilation) der Kalziumspiegel abfällt. Labortests zeigen bei Ashoka K. tatsächlich einen zu niedrigen Kalziumwert im Blut, kombiniert mit einem zu hohen Wert von Phosphat.

Schaden an vier Minidrüsen?

Bei dieser Konstellation könnte ein Defekt an den Nebenschilddrüsen ursächlich sein. Diese vier Drüsen, auch als Epithelkörperchen bezeichnet, befinden sich an der Schilddrüse und sind nur so groß wie eine Linse. Aber die Winzlinge spielen eine immense Rolle im Stoffwechsel, denn sie regulieren den Kalziumspiegel. Bei zu niedrigem Kalziumspiegel werden die Nebenschilddrüsen aktiv, schütten den Steuerbotenstoff Parathormon aus und stimulieren damit die Kalziumfreisetzung ins Blut. Bei einer Erkrankung der Epithelkörperchen, medizinisch als Hypoparathyreoidismus bezeichnet, funktioniert das nicht mehr. Trotz niedrigen Kalziumspiegels liegt auch das Parathormon niedrig. Der gesamte Kalziumregelkreis ist defekt.

Drastische Folgen fürs Gehirn

Typische weitere Anzeichen dieser seltenen Erkrankung können eine trockene und spröde Haut sein, außerdem Haarausfall und Augenschäden wie ein Katarakt, im Volksmund grauer Star genannt. Tatsächlich erinnert Ashoka K. sich jetzt, dass im Mundbereich immer wieder trockene Risse aufgetreten sind. Auch bei einem zweiten Bluttest ist das Kalzium zu niedrig und das Parathormon, das eigentlich reaktiv hochgeschnellt sein sollte, kaum noch nachweisbar. Damit ist die Verdachtsdiagnose eines Hypoparathyreoidismus gesichert. Aber zwei Fragen bleiben offen: Wie sind die Epithelkörperchen des indischen Studenten so stark geschädigt worden? Und welche Langzeitfolgen wird das haben?

Klein, aber wichtig

Die häufigste Ursache einer Unterfunktion der Nebenschilddrüsen ist eine Schilddrüsenoperation, bei der die kleinen Anhängsel geschädigt oder versehentlich entfernt werden. Wie wichtig die Nebenschilddrüsen sind, sieht man auch daran, dass versehentlich entfernte Epithelkörperchen bei den betroffenen Patienten wieder zurückverpflanzt werden (Autotransplantation). Ashoka K. ist aber noch nie an der Schilddrüse operiert worden. So lässt sich die Frage nach dem Grund der Schädigung seiner Nebenschilddrüsen nicht beantworten. Die Antwort auf die zweite Frage fällt tragisch aus. Im Computertomogramm zeigen sich großflächige Verkalkungen der Gehirnsubstanz, offenbar durch den veränderten Kalziumstoffwechsel bedingt. Die dichtesten Kalkansammlungen sitzen im Bereich der Basalganglien, die motorische Aktivitäten koordinieren, aber auch Affekte steuern und die Initiative anregen. Da auch Kalkablagerungen des Großhirns vorhanden sind, bleibt die Prognose trotz Therapie unbefriedigend. Die Ärzte gleichen das Kalziumdefizit durch Gaben von Kalzium plus Vitamin D aus, das den Kalziumeffekt verstärkt. Eine Dauertherapie des Hypoparathyreoidismus besteht aus der Gabe von Kalzium und sogenannten Vitamin-D-Analoga wie Calcitriol. Damit lässt sich der Kalziumspiegel normalisieren.

Traurig: Die Schäden bleiben ...

Die bestehenden Verkalkungen wichtiger Gehirnbereiche lassen sich aber bei dem indischen Studenten nicht mehr rückgängig machen. Er nimmt an einer Psychotherapie teil und versucht, seine Alltagsfertigkeiten durch geduldiges Training zurückzuerlangen. Doch seine volle geistige Leistungsfähigkeit kehrt nicht zurück, und er muss sein Universitätsstudium abbrechen.

Yasins Krankheit ohne Namen

Die türkische Familie A. freut sich monatelang auf die Geburt ihres ersten Kindes. Auch noch ein Junge, ein Stammhalter, denkt Vater Özgür heimlich – doch über ein Mädchen wäre er natürlich genauso glücklich gewesen, beteuert er seiner Frau gegenüber. Die Geburt verläuft auf natürlichem Weg und ohne Komplikation. Alle Verwandten und Freunde werden zu einem rauschenden Fest eingeladen, um Yasin auf der Erde zu begrüßen.

Krank von Anfang an

Der winzige Yasin ist ein freundliches Baby und lächelt schon bald. Doch schon von Geburt an ist er gesundheitlich angeschlagen. Der kleine Junge hustet oft, bekommt immer wieder aus unerklärlichem Grund hohes Fieber. Dreimal werden Husten und Atemnot so stark, dass er in die Klinik eingeliefert werden muss. Die Ärzte stellen eine Lungenentzündung fest, die sie glücklicherweise mit Antibiotika rasch beherrschen können. Außerdem fallen den Ärzten am Baby blaue Flecken (Hämatome) auf. Da sowohl die Familiengeschichte als auch die Lokalisation der Flecken eine Kindesmisshandlung sofort eindeutig ausschließen, gehen die Ärzte auf die Suche nach der Herkunft dieser Flecken.

Schlimme Annahme: Blutkrebs?

Im Blutbild zeigt sich, dass Yasin eine zu niedrige Konzentration von Blutplättchen, den sogenannten Thrombozyten, aufweist. Ihre Aufgabe ist es, die Blutgerinnung zu beschleunigen. Der Verdacht der behandelnden Ärztin: Yasins zu geringe und bei mehreren Kontrollen abnehmende Zahl von Thrombozyten könnte auf Blutkrebs hindeuten. Am wahrscheinlichsten handelt es sich in diesem Alter um eine akute lymphatische Leukämie, medizinisch kurz ALL genannt. Diese insgesamt relativ seltene bösartige Bluterkrankung tritt fast immer im Kindesalter auf und macht acht von zehn Fällen kindlicher Krebserkrankungen aus. Bei einer ALL entarten Vorläufer von Lymphozyten, dies sind Abwehrzellen des Blutes, zu undifferenzierten Leukämiezellen. Die Krebszellen verdrängen die normalen Vorläuferzellen der Blutbildung aus dem Knochenmark. Zuerst macht sich dies bei den Thrombozyten bemerkbar. Deshalb können zu wenig Blutplättchen bei Kleinkindern und blaue Flecken, bedingt durch die verringerte Blutgerinnung, das Indiz einer kindlichen Leukämie darstellen.

Leukämieverdacht widerlegt

Doch bei einer akuten lymphatischen Leukämie wären die Lymphknoten geschwollen. Der Umfang von Yasins Lymphdrüsen liegt aber im Normbereich. Die übrigen Blutwerte passen auch nicht zur Annahme einer Leukämie. Es finden sich normal geformte Lymphozyten in üblicher Blutkonzentration. Während die Untersuchungen andauern, nehmen die Thrombozyten im Blut weiter ab. Dies kann gefährliche innere Blutungen zur Folge haben. Auch die blauen Flecken bleiben und es kommen ohne äußeren Anlass neue Hämatome hinzu.

Auch die Leber ist krank

Darüber hinaus fallen bei Yasin erhöhte Leberwerte wie etwa zu hohe Transaminasen auf. Dies sind Enzyme, die in der Leber gebildet werden. Sind sie erhöht, signalisiert dies eine Lebererkrankung. Auch hierfür fehlt jede Erklärung. Der kleine Junge wird in die Medizinische Hochschule Hannover verlegt und dort diagnostisch noch einmal durchgecheckt.

Körpereigene Attacke?

Der jetzige Verdacht: Es könnte sich um Immunthrombozytopenie handeln, eine ITP. Bei dieser Autoimmunkrankheit greifen Abwehrzellen des körpereigenen Immunsystems die Thrombozyten an und zerstören sie. Die Thrombozyten bilden sich im Knochenmark rasch neu. Aber in der Bilanz ist bei dieser Erkrankung die durchschnittliche Lebensdauer der Blutplättchen verringert mit der Folge einer Blutungsneigung. Neben Hämatomen kommt es oft zu punktförmigen Blutungen an Armen und Beinen, sogenannten Petechien, und zu häufigem Nasenbluten.

Diagnostische Irrwege

Eine ITP ist bei Kindern erfolgreich behandelbar. Die Diagnose wäre also eine gute Nachricht. Doch sie bestätigt sich nicht. Die schlechten Leberwerte sind ohnehin untypisch für eine Immunthrombozytopenie. Eine Gewebeprobe aus der Leber widerlegt dann diese Verdachtsdiagnose endgültig. Die Ärzte tappen immer noch im Dunkeln. Ein neue Hypothese: Die Wurzel des Übels könnte im Knochenmark zu finden sein; eventuell bremst irgendein noch unerkannter Krankheitsprozess die Blutbildung. Die Ärzte gehen dieser Annahme mit einer Punktion des Knochenmarks nach. Auch diese Untersuchung bringt keine Klarheit.

Medizinisches Netzwerk

Einige eng vernetzte Fachabteilungen der Kinderklinik arbeiten jetzt Hand in Hand. Die Hepatologen geben nach der ergebnislosen Leberbiopsie den diagnostischen Staffelstab weiter an die Blutspezialisten. In der Zwischenzeit haben sich bei Yasin nicht nur die Blutplättchen rasant vermindert, auch andere Blutzellen befinden sich auf dem Rückzug. Die Diagnostik läuft auf Hochtouren. Doch Tests auf die Immunschwäche Aids, die Infektionskrankheit Tuberkulose, auf eine Blutarmut (Anämie) oder eine Leberentzündung, eine Hepatitis, bleiben sämtlich ohne Ergebnis. Keine dieser Krankheiten ist für Yasins Beschwerden verantwortlich, so das behandelnde Ärzteteam in *Abenteuer Diagnose*. Doch die Mediziner der Pädiatrie, der Hämatalogie und der Onkologie arbeiten weiter Hand in Hand und denken gar nicht daran, sich geschlagen zu geben.

Zustand ernst

Yasins Gesundheitszustand wird inzwischen als sehr ernst eingestuft. Wenn seine Blutbildung und - daran gekoppelt - das Abwehrsystem mit den Immunblutzellen wie beispielsweise den Leukozyten nicht anspringt, wird der kleine Junge mit aller Wahrscheinlichkeit die nächsten Wochen, vielleicht schon die nächsten Tage nicht überleben. Yasin erhält Medikamente und Bluttransfusionen, die neue Symptome wie schweres Nasenbluten vorübergehend in Schach halten. Dann eine drastische Verschlechterung: Der Kleine bekommt hohes Fieber, gleichzeitig treten erstmals Blutungen auch aus Mund und Ohren auf.

Weltweite Recherche

Die Ärzte kommunizieren jetzt weltweit per Internet mit Spezialisten, um der geheimnisvollen Krankheit auf die Spur zu kommen. Vergeblich. Zusätzliche Untersuchungen können keine medizinisch bekannte genetische Immunstörung nachweisen. Alle diagnostischen Recherchen bleiben ohne Resultat. Es zeichnet sich ab: Yasins Erkrankung ist mit diesem Verlauf und in dieser Symptomkombination keinem bekannten Krankheitsbild zuzuordnen. Das einzigartige Leiden hat daher auch noch keinen Namen.

Die Blutbildung versagt

Doch die Ärzte können das Kernproblem immer mehr eingrenzen, um Yasin endlich wirksam zu helfen. Offenbar versagt die Produktion der Thrombozyten im Knochenmark vollständig. Die wenigen neu gebildeten Blutplättchen werden von einem geheimnisvollen Angreifer sofort zerstört. Doch egal, wie die Krankheitsursache aussieht oder die Krankheit heißt: Yasin braucht neues Knochenmark. Dort müssen gesunde Blutzellen und funktionierende Thrombozyten heranreifen und ins Blut schwimmen, sonst wird Yasin innerhalb kurzer Zeit innerlich verbluten.

Einzige Chance: Stammzellen

Die einzige Chance für das Baby: Ein Spender muss gefunden werden, der Stammzellen aus dem Knochenmark liefert. Diese werden dann dem Kleinen per Infusion übertragen – als Grundlage für eine gesunde Blutbildung im Knochenmark. Damit die transplantierten Zellen nicht abgestoßen werden, muss der Spender aber in wichtigen Zelleigenschaften mit dem Empfänger vollständig übereinstimmen. Bei Tests in der Familie wird niemand gefunden, der für eine Knochenmarksspende infrage kommt. Doch in der Knochenmarksspenderdatei finden die Ärzte einen potenziellen Lebensretter. Die Typisierung der Gewebeproben zeigt identische genetische Merkmale von Spender und dem Empfänger, dem kleinen Yasin. Damit steht der Knochenmarkstransplantation nichts mehr im Wege.

Neues Immunsystem

Damit das neue, durch die Stammzellen übertragene Immunsystem wachsen und funktionieren kann, muss vorher das kranke Abwehrsystem zerstört werden. Das Knochenmark muss sozusagen freigeräumt werden für die neuen Zellen. Deshalb geben die Ärzte dem Baby zunächst Chemotherapeutika, die das kranke Knochenmark vernichten. Dann folgt die Knochenmarkstransplantation. Sie verläuft über ein Infusionssystem ähnlich einer Bluttransfusion. Die Therapie erweist sich als voller Erfolg. Bereits eine Woche später können die Mediziner erste gesunde Leukozyten aus Yasins Blut unter dem Mikroskop sehen. Das neue Knochenmark bildet sich rasch, es produziert gesunde weiße Blutkörperchen und intakte Thrombozyten. Yasin ist geheilt! Jetzt ist noch einmal ein rauschendes Familienfest angesagt – diesmal, um Yasins neues Leben zu feiern.

Das Teufelsgrinsen des Takumi Y.

Als der 49-jährige Takumi Y. am Morgen zur Arbeit in einem Walzwerk in der Nähe von Nagasaki läuft, ist er aufgeräumter Stimmung. Sein Chef hat ihm eine zweiwöchige Fortbildung in Aussicht gestellt, fast so etwas wie Ferien außerhalb der knapp bemessenen Urlaubszeit. Außerdem wird die Achtung der anderen Arbeiter vor ihm dadurch steigen, was ihm das Leben künftig etwas leichter machen dürfte. Noch ahnt er nicht, dass er noch am selben Tag die schmerzhaftesten Stunden seines bisherigen Daseins erleben und in wenigen Wochen dem Tod unmittelbar ins Auge blicken wird.

Vom Zylinder amputiert

Beschwingt stellt er sich bei der Arbeit die kommenden Wochen vor, als ein Gaszylinder herunterknallt und seine Hand zwischen dem zylindrischen Metall und dem Betonboden zerquetscht. Takumi Y. trägt Arbeitshandschuhe aus festem Leder, sonst wäre wohl die ganze Hand amputationsreif zerlegt worden. So hat er Glück im Unglück: »Nur« der rechte Mittelfinger wird total abgequetscht und das vordere Endglied durch das Metall abgetrennt. Arbeitskollegen rufen sofort den Notarztwagen. Geistesgegenwärtig packt jemand das abgetrennte Fingerglied in eine Plastiktüte und schickt es mit ins Krankenhaus. Die Ärzte dort treffen sofort eine Entscheidung: Das abgequetschte Fingerglied wird unverzüglich wiederangenäht. Jetzt müssen die Handchirurgen äußerste Präzisionsarbeit leisten, wenn der Finger wieder anwachsen und beweglich bleiben soll.

Finger weg!

Zur Betäubung des vor Schmerzen fast wahnsinnigen Takumi Y. wenden die Handchirurgen eine sogenannte axilläre Anästhesie an. Bei diesem Verfahren wird ein lokales Betäubungsmittel in die Achselhöhle gespritzt und blockiert dort einen Nervenknoten mit dem Namen Plexus brachialis. Dies ermöglicht, Operationen am Arm wie bei Takumi Y. schmerzfrei ohne Allgemeinnarkose durchzuführen.

Dann nähen die Ärzte den abgetrennten Finger wieder an. Dies berichtet das Medizinerteam um Kenji Hayashida, Chikako Murakami und Masaki Fujioka von der Abteilung für Plastische und Rekonstruktive Chirurgie des National Nagasaki Medical Center, Ohmura City, Japan. Die Operation gelingt reibungslos, der Finger ist wieder vollständig dran.

Lappen drauf

Da die Fingerspitze durch die schwere Verletzung völlig zerstört und teilweise schon abgestorben war, wird zusätzlich 15 Tage nach dem Unfall noch ein Gewebelappen mit einer Arterie auf die Wunde gesetzt. Diese Minitransplantation sichert die Blutversorgung der Fingerspitze und fördert die rasche Heilung des wiederangenähten Fingerendglieds.

Die gelungene Replantation liefert ein Zeugnis ausgefeilter ärztlicher Kunst. Umso unverständlicher, dass die Ärzte in Ohmura gleichzeitig offenbar die elementaren Grundregeln medizinischer Notfallversorgung missachten. Denn sonst wäre das folgende Drama nie passiert.

Mimikkrampf als Todesbote

21 Tage nach dem Unfall, also exakt drei Wochen nach der Replantation des Fingerglieds, geht es dem Patienten plötzlich drastisch schlechter. Er leidet mit einem Mal unter heftigen Muskelkrämpfen. Besonders auffällig: Takumi Y. kann seinen durch die Krämpfe extrem zusammengepressten Kiefer kaum noch öffnen. Diese Kieferklemme weckt bei den Ärzten einen schlimmen Verdacht: Hat der Patient sich mit Tetanus, umgangssprachlich Wundstarrkrampf, infiziert? Denn typisch für die oft tödlich verlaufende Infektionskrankheit sind extreme Muskelkrämpfe, auch der mimischen Gesichtsmuskulatur. Im Endstadium sieht dieser Mimikkrampf mit der verspannten Mundmus-

kulatur dann so aus, als ob die Sterbenden auf makabre Weise lachen würden. Das »Teufelsgrinsen«, medizinisch exakter Risus sardonicus, kündigt den Tod eines Tetanuskranken an.

Ein schrecklicher Tod

Bevor es die Tetanusimpfung gab, war Wundstarrkrampf eine der gefürchtetsten Infektionskrankheiten. Das Bakterium Clostridium tetani löst die Krankheit aus. Die Clostridien produzieren die Gifte Tetanolysin und Tetanospasmin. Speziell das Tetanospasmin greift die muskelsteuernden Nervenzellen an und verursacht dadurch brutale Krämpfe. Die Rückenmuskulatur kann sich so stark zusammenziehen, dass die Wirbelsäule bricht. Auch die Atemmuskeln versagen im Krampf. Unbehandelt ersticken die Betroffenen – unbeschreiblich qualvoll, denn sie bleiben bis zum letzten Atemzug bei Bewusstsein.

Zwei Impfstoffe

Doch heute existieren zwei Typen von Impfstoffen gegen Tetanus. Es muss also eigentlich niemand mehr an Wundstarrkrampf erkranken und sterben. Die aktive Impfung stimuliert das Immunsystem, selbst Abwehrstoffe gegen die Clostridiengifte zu bilden. Diese Impfung ist sehr wirksam und hält zehn Jahre. Es dauert aber lange, bis das Abwehrsystem die Antikörper gebildet hat – bei einer akuten Infektion wie beim japanischen Patienten zu lange.

Diese Situation überbrückt ein Impfserum, das bereits fertige Antikörper gegen das tödliche Tetanospasmin enthält und das Gift neutralisiert (passive Impfung). Der Nachteil: Das Serum wirkt im Akutfall, die Wirkung hält aber nicht lange an. Deshalb werden die Patienten heute in fast allen Ländern nach einem Unfall oder einer Verletzung routinemäßig mit einer kombinierten Aktiv-passiv-Impfung geschützt. Dies wurde bei Takumi Y. von den Ärzten ganz offensichtlich verschlampt, ein unglaublicher ärztlicher Kunstfehler.

Sieg über den Wundstarrkrampf

Im Nagasaki Medical Center inspizieren die aufgeschreckten plastischen Chirurgen die Wunde genau. Sie sehen eine milchige Flüssigkeit, die aus der Wunde tropft. Die Untersuchung des Sekrets bestätigt: Es enthält Tetanuserreger. Inzwischen ringt Takumi Y. mit dem Tod. Seine Rückenmuskulatur ist nur noch ein einziger steinharter Krampf. Seine Gesichtsmuskeln sind im Risus sardonicus erstarrt. Seine Atemmuskulatur versagt. Er wird auf die Intensivstation verlegt, dort an ein Beatmungsgerät angeschlossen und künstlich beatmet. Neben dem Passivimpfstoff (Immunglobulin), der das giftige Tetanospasmin abfängt, bekommt er muskelentspannende und krampflösende Mittel in Megadosis. Zwei qualvolle Wochen lang kämpft er um sein Leben. Endlich schlagen die Mittel an, speziell das extrem hoch dosierte Tetanus-Immunglobulin. Ganz langsam erholt sich der Mann aus Nagasaki. In Deutschland wären die Ärzte wohl (zu Recht) wegen Fahrlässigkeit sofort vor Gericht gebracht worden. In Japan verbietet die Höflichkeit diesen Schritt. Als Takumi Y. die Klinik nach drei Monaten endlich verlassen kann, macht er den Ärzten keine Vorwürfe. Er geht einfach schweigend nach Hause.

Der Fels, der in der Lunge wuchs

Im Juni 2012 wird ein 67-jähriger Mann mit ausgeprägter Atemnot in die Notaufnahme des Krankenhauses Royal Infirmary im britischen Manchester eingeliefert.

Er hatte vor Kurzem im Urlaub starken Husten bekommen und deshalb Antibiotika eingenommen. Die antibiotische Therapie war inzwischen abgeschlossen. Er beklagte, dass die Medikamente nicht zufriedenstellend geholfen hätten und sich der Husten durch die Tabletten kaum gebessert habe. Bereits auf dem Rückflug aus den Ferien sei die Atemnot bedrohlich geworden und er habe zusätzlich starke Schmerzen im Brustbereich verspürt. Außerdem höre er seit etwa zwei Jahren in regelmäßigen Abständen ein eigentümliches, pfeifendes Atemgeräusch, das in den letzten Wochen erheblich lauter geworden sei.

Infarkt?

Der Mann schnappt in der Notaufnahme der Klinik immer heftiger nach Luft. Er hat einen roten Kopf und stützt sich auf beide Arme, um so die Atmung zu erleichtern. Da er aber auch in der linken Brust starke Schmerzen spürt, wecken die Symptome zuerst den Verdacht auf eine akute Durchblutungsstörung des Herzmuskels oder gar einen bereits abgelaufenen Herzinfarkt. Doch das EKG ist völlig unauffällig – also kein Infarkt.

Aufgeflammte Tuberkulose

Der Patient erinnert sich daran, dass er als junger Mann vor etwa 40 Jahren eine Lungentuberkulose durchgemacht hat. Vor fünf Jahren sei die Tuberkulose noch einmal aktiv geworden und erneut aufgeflammt. Damals sei er ein halbes Jahr mit tuberkulosehemmenden Medikamenten (Tuberkulostatika) behandelt worden, dann hätten die Ärzte ihn als geheilt bezeichnet. Stecken auch diesmal Mykobakterien, die Krankheitskeime der Tuberkulose, hinter der Atemnot? Dies ist anhand der Symptomatik unwahrscheinlich. Denn alle charakteristischen Anzeichen dafür wie Fieber, Nachtschweiß, Bluthusten oder Gewichtsabnahme fehlen.

Hektische Atmung

Bei der Prüfung der Lungenfunktion atmet der Rentner doppelt so schnell wie normal. Das deutet darauf hin, dass sein Körper instinktiv versucht, eine extreme Unterversorgung mit Sauerstoff auszugleichen. Dieser hektische Atemrhythmus liefert das erste zielführende Indiz. Beim Abhören der Lunge nehmen die Ärzte ebenfalls das laut pfeifende Atemgeräusch wahr, das der Patient selbst (ohne Stethoskop) gehört hatte. Irgendein Fremdkörper scheint dieses Pfeifen auszulösen und zugleich die Lungendurchblutung und den Sauerstoffaustausch in der Lunge massiv zu behindern.

Der Mann erhält erst einmal eine kräftige Sauerstoffdosis über eine Nasensonde, ehe die Ärzte die Diagnostik vorantreiben.

Durchblutung mangelhaft

Die Lungenfachärzte entscheiden sich im nächsten Schritt für eine Lungenszintigrafie. Mit dieser nuklearmedizinischen Methode lassen sich die Durchblutung der einzelnen Lungenabschnitte und auch Durchblutungsdefizite gut sichtbar machen. Die Mediziner befürchten eine Lungenembolie, ein verstopftes Lungenblutgefäß durch einen wandernden Blutpropf. In der Szintigrafie kann man gut erkennen, dass große Teile des linken Lungenflügels schlecht durchblutet sind. Es lässt sich aber nicht ausmachen, was dahintersteckt.

Steinharte Überraschung

Die Ärzte schieben ihren Lungenpatienten in den Computertomografen. Dieses Schichtröntgen würde die Problemzone deutlicher sichtbar machen, wenn ein Blutgefäß der Lunge durch ein Blutgerinnsel verstopft wäre. In diesem Fall müsste die Blockade medikamentös aufgelöst oder operativ entfernt werden, um die Atmung und Kreislauffunktion aufrechtzuerhalten. Doch nach der Tomografie kann auch eine Lungenembolie als Ursache der Beschwerden ausgeschlossen werden.

Stattdessen wartet auf die Mediziner eine buchstäblich steinharte Überraschung, beschreiben die Ärzte Dr. Vaibhav Kumar und Dr. Kartik Santhanakrishnan im Medizinjournal *The Lancet*. Ausgerechnet im linken Hauptast des Bronchialsystems sitzt ein großer kalkhaltiger Brocken, geformt wie ein Mini-Fels. Ein derartiger Broncholith (in Anlehnung an die Gesteinsformation Monolith) findet sich sehr selten als massive Ablagerung in den Bronchialästen.

Schleichender Kalk

Wie kam der Kalkbrocken in die Lunge? Eine gerade bei diesem Patienten und seiner Vorgeschichte schlüssige Erklärung: Kalk kann sich im Bronchialsystem besonders gut dann bilden, wenn im Rahmen einer Tuberkulose Lymphknoten verkalken. Offenbar war ein chronischer Entzündungsprozess durch die Tbc-Erreger Mycobacterium tuberculosis bei dem Mann über Jahre unbemerkt geblieben. Die schleichende Tuberkulose, die nur kurz akut wieder aufgebrochen und danach von den Ärzten als erledigt abgehakt worden war, hatte mehr und mehr Lymphknoten in Lunge und Bronchialsystem verkalken lassen. Schließlich hatte sich daraus der massive Broncholith gebildet.

Beeindruckende Nahaufnahme

Die britischen Lungenfachärzte sehen sich die beeindruckende Kalkformation in einer Lungenspiegelung, einer Bronchoskopie, genauer an. Dabei werden durch einen dünnen, biegsamen Schlauch eine Minikamera und kleinste Operationsinstrumente bis weit in den Bronchialbaum vorgeschoben. Noch während der Untersuchung entscheiden die Ärzte, was zu tun ist.

Der letzte Schliff

Denn ein Broncholith ist ein unberechenbarer Risikofaktor. Wie stark er die Atmung einschränkt, ist ja bei diesem Patienten offensichtlich. Ein Broncholith kann aber auch mit seinen scharfen Ecken Wunden in die Bronchialschleimhaut reißen und mit seinen Kalkzacken Blutungen auslösen, die in der Lunge kaum zu stillen sind. Die Pneumologen schieben über das Bronchoskop eine Mini-Fräse in die Bronchien und schleifen damit den Broncholithen ab. Die Kalksplitter werden ohne Rückstände aus der Lunge gesaugt.

Dieser brutal klingende, aber hochpräzise Eingriff gelingt so perfekt, dass der Rentner bereits am folgenden Tag nach Hause entlassen werden kann. Er atmet befreit auf und hat keinerlei Luftnot mehr. Die Nachuntersuchungen zeigen, dass sich das schwer angeschlagene Lungengewebe makellos erholt hat.

Was ließ den jungen Mexikaner erstarren?

Als der 27-jährige Mexikaner José F. in die Notaufnahme des Krankenhauses in Mexico City eingeliefert wird, ist er in eine mysteriöse Starre gefallen. Er bewegt sich nicht, reagiert nicht auf Außenreize wie Berührungen, kommuniziert in keiner Weise und nimmt die Ansprache durch die Ärzte anscheinend gar nicht wahr. Die Mediziner können nur vermuten, dass irgendeine Blockade im Gehirn hinter dieser körperlich-psychischen Starre steckt, medizinisch als Stupor bezeichnet.

»Gesund« – aber starr

Es finden sich bei der Untersuchung keine Anzeichen für einen Unfall, nicht einmal ein blauer Fleck. Hinweise auf Alkoholgenuss im Übermaß oder Drogenkonsum fehlen ebenfalls. Eine Infektion des Zentralnervensystems, etwa eine Meningitis, könnte zu einer ähnlichen Symptomatik führen. Aber José F. hat kein Fieber, seine Körpertemperatur liegt bei 37,5 Grad Celsius. Damit scheidet ein schwerer Infekt als Ursache seines Zustandes aus. Puls und Atmung sind völlig normal. Die Blutuntersuchung führt ebenfalls keinen Schritt weiter: Blutzucker normal, Leberwerte im Normbereich, keine erhöhten Eiweiße oder sonstige Auffälligkeiten. Der junge Mexikaner scheint geradezu beneidenswert gesund – bis auf die Tatsache, dass er wie tot daliegt. Was hat ihn in diese Bewegungsstarre geworfen?

Indiz: Pupille

Erst die umfassendere neurologische Untersuchung liefert die ersten noch zarten diagnostischen Hinweise. Die Muskelreflexe funktionieren bei der neurologischen Prüfung. Bei Schmerzreizen zieht der Erstarrte beide Arme und Beine weg, er ist also nicht gelähmt. Als der Arzt mit einer Lampe in Josés rechte Pupille leuchtet, reagiert sie nicht auf den Lichtreiz. Die Pupille ist auffällig geweitet, Mediziner nennen dies Mydriasis. Der rechte Augapfel steht bei genauem Hinsehen etwas aus der Augenhöhle hervor. Diese Kombination deutet darauf hin, dass ein Hirnnerv mit dem Namen Nervus oculomotorius geschädigt ist. Aber davon erstarrt man nicht.

Zwei Schläge zugleich

Die Mediziner erhoffen sich Aufschluss von einer Kernspintomografie und schieben José, dessen Namen sie zu diesem Zeitpunkt noch nicht kennen, in die knatternde Röhre. Hier wird das Kernproblem sichtbar. Der Patient hat, extrem ungewöhnlich und bei einem gerade 27-Jährigen bislang noch nicht vorgekommen, zwei Schlaganfälle gleichzeitig erlitten. Beide Hirninfarkte sitzen im Thalamus, berichtet die Ärztegruppe um Dres. Raúl López-Serna, Patrizia González-Carmona und Manuel López-Martinez vom Instituto Nacional de Neurología y Neurocirugía, Mexico City, im *Journal of Medical Case Reports*. Bereits einzelne Thalamusinfarkte sind eine Rarität. Der Thalamus im Zwischenhirn erhält Informationen aus dem Körper und den Sinnesorganen. Er schickt die Signale über eine Nervenverbindung an das Großhirn weiter. Vorher filtert er die Informationen jedoch und sendet das, was wichtig ist, zuerst ans Großhirn. Weniger wichtige Nervenimpulse hält der Thalamus zunächst zurück oder sortiert sie völlig aus; deshalb nennen Mediziner ihn auch das Tor zum Bewusstsein.

Drängende Fragen

In der Kernspintomografie lässt sich bei der Bildanalyse exakt zeigen, dass beide Hälften des anatomisch zweigeteilten Thalamus unter massivem Blut- und Sauerstoffmangel leiden. Auch das Ursprungsgebiet des Okulomotoriusnervs ist von der Blutversorgung abgeschnitten. Dies erklärt die José F.s weite, reaktionslose Pupille und den hervorquellenden Augapfel. Die beiden drängenden Fragen: Lässt sich der minderdurchblutete Hirnbereich noch retten oder ist er unwiderruflich geschädigt? Und: Was ist die eigentliche Ursache dieses ungewöhnlichen, plötzlichen Gehirnschadens bei einem so jungen Mann?

Anomalie im Kopf

Dies lässt sich nur durch eine ebenfalls sehr rare Blutgefäßanomalie im Kopf erklären. Die mexikanischen Neurologen stellen die Hirnblutgefäße des 27-Jährigen mit einem Kontrastmittelröntgen der Arterien dar, der Hirnangiografie. Und ihr Verdacht bestätigt sich: José F. besitzt eine sogenannte Percheron-Arterie, die den doppelten Hirninfarkt begünstigte. Der Hintergrund: Während bei den meisten Menschen der Thalamus durch zwei verschiedene Zweige der großen hinteren Hirnarterie mit Blut und Sauerstoff versorgt wird, verlaufen bei einigen wenigen Menschen die Blutgefäße anders. Bei ihnen bringt nur ein einziges Blutgefäß, genannt Percheron-Arterie, Blut zum Thalamus. Diese seltene Gefäßanomalie lässt sich bei José in der Angiografie identifizieren. Die Angiografie erklärt noch mehr: Die Percheron-Arterie ist durch einen Blutpropf verschlossen; dies war die Ursache für den beidseitigen Thalamusinfarkt.

Der perfekte Patient

Damit ist aufgedeckt, wie der doppelseitige Blutmangel im Thalamus zustande kam. Aber die Ärzte können sich nicht erklären, warum die Percheron-Arterie plötzlich blockiert war. José ist geradezu das vorbildliche Gegenteil eines Schlaganfallpatienten. Er ist schlank. Sein Blutdruck ist normal. Die Blutfette sind perfekt. Der Blutzucker liegt im Normbereich. Erhöhte Gerinnungswerte, die das Blut verklumpen und einen Blutpropf entstehen lassen, werden im Labor ausgeschlossen.

Loch im Herzen

Erst bei einer sogenannten transösophagealen Echokardiografie werden die Ärzte fündig. Hört sich kompliziert an, ist aber vom Prinzip her einfach: Ein Endoskop, ein flexibler Kunststoffschlauch mit einem Schallkopf, wird durch die Speiseröhre bis hinter das Herz geschoben. Da die Speiseröhre unmittelbar an hintere Herzbereiche grenzt, kann man so ohne invasive Schritte (bis auf das unangenehme Schlucken des Schlauches) risikoarm das Herz beurteilen. Die Ärzte sehen auf dem Monitor: Zwischen beiden Herzvorhöfen klafft ein Loch. Die beiden Vorhöfe sind bei der vorgeburtlichen Entwicklung im Mutterleib noch durch diese Öffnung (Foramen ovale) verbunden. Normalerweise schließt sie sich bei der Geburt von selbst. Aber auch Menschen, bei denen das Foramen offen bleibt, leben oft unbeeinträchtigt und wissen gar nichts von ihrer Anomalie.

Klumpen im Herzohr

Bei José F. war das anders. Das Ultraschall zeigt, dass sich in einer Ausstülpung des rechten Herzens (Herzohr) Blutzellen zu einem Pfropf zusammengeballt haben. Teile des Pfropfes sitzen immer noch dort. Der größte Teil des Blutklumpens ist aber offenbar durch das offene Foramen ovale in den Kopf geströmt. Dort wurde er in die Percheron-Arterie geschwemmt und blockierte den Blutfluss zum Thalamus.

Dreifache Pechsträhne

So viel Pech auf einmal ist auf makabre Weise rekordverdächtig, so die Neurologen, als sie das diagnostische Puzzle vollständig zusammengesetzt haben: Ein Blutpfropf im Herzohr ist bei einem jungen Gesunden mit perfekten Blutwerten unwahrscheinlich genug. Dieser Blutball schwimmt durch Anomalie eins (Foramen ovale) ins Gehirn. Dort verstopft er Anomalie zwei, die Percheron-Arterie. Die Blutblockade setzt zum Abschluss der Pechsträhne den Thalamus so komplett außer Gefecht, dass José F. von einer Minute auf die andere in eine Starre verfällt.

Happy End

Es dauert Wochen, bis sich sein Zustand ganz allmählich bessert. Nach drei Wochen ist er wach und fühlt sich wohl. Medikamente verhindern, dass sich in seinem Körper erneut Blutgerinnsel bilden. Er wird in ein kardiologisches Zentrum verlegt, dort wird das offene Foramen in einer relativ kleinen Operation verschlossen. Bei den Nachuntersuchungen tritt den Ärzten sowohl in der Kardiochirurgie als auch in der Neurologie ein kraftvoller, optimistischer junger Mann entgegen. Mit seinen tollen Blutwerten und dem verschlossenen Herzloch wird er jetzt nicht einmal mehr als Risikopatient eingestuft, sondern schlicht als gesund. Endlich Glück gehabt.

Knochenharte Diagnose

Der 69-jährige Brite Geoffrey J. hat Angst. Vor zwei Tagen hat er einen Stuhltest durchgeführt, der unsichtbares okkultes Blut im Stuhl nachweisen kann und der Darmkrebsfrüherkennung dient. Der Teststreifen hat sich verfärbt. Dies kann auf einen bösartigen Tumor im Dickdarm hinweisen. Allerdings ist der Test sehr unspezifisch: Er zeigt auch Blutungen aller möglichen anderen Ursachen im unteren Verdauungstrakt an. Dennoch ist der Rentner besorgt – immerhin blutet irgendetwas da, wo es nicht soll.

Der Darm im Spiegel

Er meldet sich im nächstgelegenen Krankenhaus in Sheffield an. Die Ärzte bereiten den aufgeregten Patienten sofort zur Darmspiegelung vor. Eine Spiegelung des Dickdarms, medizinisch Koloskopie genannt, ist die aussagekräftigste Untersuchung zur (Früh-)Erkennung von Darmkrebs. Sie wird deshalb in Deutschland ab dem 55. Lebensjahr von den Kassen bezahlt. Geoffrey J. muss vorher einige Flüssigkeit trinken. Dadurch wird der Darm zwar nicht porentief rein, aber immerhin so weit gereinigt, dass er gut zu beurteilen ist. Besonders begeistert ist der Rentner nicht von der Vorstellung, dass die Ärzte ihm einen dünnen, flexiblen Schlauch in den Darm schieben wollen. »Geht das nicht auch irgendwie anders?«, mault er. »Nein, leider nicht«, erklären ihm die Ärzte des Northern General Hospital in seiner Heimatstadt.

Engstelle unklarer Ursache

Geoffrey erhält ein Medikament, das ihn schläfrig macht. Tatsächlich, die Untersuchung tut nicht weh, bemerkt er erleichtert. Die englischen Gastroenterologen schieben einen dünnen, flexiblen Schlauch mit einer Minikamera und einer kleinen Schneidezange in seinen Darm. So können sie die Darmschleimhaut auf einem Monitor ansehen und beurteilen, gleichzeitig bei einem Verdacht im selben Untersuchungsgang eine Gewebeprobe herauszwicken. Den Untersuchern fällt eine deutliche Verengung des Darms auf, berichtet das Ärzteteam um Dres. Nicolas Rabb und Panagiota Kitsanta im *British Medical Journal*. Diese Engstelle könnte durchaus durch einen Tumor verursacht sein. Aber genau können dies die britischen Mediziner bei der ersten Koloskopie nicht erkennen.

Spießender Fremdkörper

Die Ärzte schließen ein Darmröntgen mit Kontrastmittel an. Das Röntgenbild bestätigt, dass im unteren Verdauungstrakt eine Verengung unbekannter Ursache besteht. Vor der Engstelle staut sich das Kontrastmittel, dahinter fließt es nur in einem dünnen Rinnsal. Die Aussagekraft dieser Untersuchung ist: null. Denn die Verengung war schon vorher bekannt, und über die Ursache lässt das Röntgen keine Schlüsse zu. Also muss Geoffrey J. zähneknirschend eine weitere Koloskopie über sich ergehen lassen. Jetzt sehen die Ärzte mehr als beim ersten Mal: Ein länglicher Fremdkörper hat sich in die Darmschleimhaut gespießt. Und zwar so tief, dass seine Enden an beiden Seiten aus dem Darm heraus bis in die Bauchhöhle hinein ragen.

Das Ding sitzt fest!

Das unbekannte Darmobjekt hat sich fest beidseits in die Darmwand gebohrt. So fest, dass die Versuche des Endoskopikers scheitern, das sperrige Ding mit der Zange aus dem Darm zu ziehen. Die Mediziner schieben Geoffrey J. in den Computertomografen. Denn ein CT ist am besten geeignet, dichte Strukturen wie etwa Knochengewebe abzubilden; eine in Sheffield ebenfalls verfügbare Kernspintomografie hingegen stellt eher die umgebenden Weichteile plastisch dar. Das CT zeigt den Ärzten einen langen, spitzen, hellen, die Röntgenstrahlen stark absorbierenden Fremdkörper. So bildet das CT Knochen ab. Aber im Darm ...?

Ärzte in der Zwickmühle

Die Mediziner stehen vor einer kniffligen Entscheidung. Sollen sie einen beschwerdefreien Patienten operieren und ihm vorsichtshalber sogar ein Stück Darm herausschneiden? Denn nachdem es nicht gelang, den festgekeilten Eindringling in den Darm mit der Endoskopzange herauszufischen, kann man nur so das Geheimnis des Fremdkörpers lüften. Außerdem zeigt der positive Stuhltest an, dass das spitze Ding bereits Blutungen im Darm hervorruft. Es besteht die Gefahr, dass weitere und größere Blutungen folgen, wenn man nicht eingreift. Also überreden die Mediziner Geoffrey J., in die Operation einzuwilligen – was sie einige Mühe kostet.

OP war richtig

Die Chirurgen öffnen den Bauchraum und schneiden etwa 30 Zentimeter des Dickdarms heraus inklusive des Fremdkörpers. Verblüfft sehen sie ihre Vermutung bestätigt: Es handelt sich bei dem Störenfried im Darm um einen vier Zentimeter langen Knochen mit spitzen Enden. Wahrscheinlich hat der Rentner ihn beim Vertilgen eines Koteletts unbemerkt mitgegessen. Bei der Gewebeuntersuchung des herausgeschnittenen Darmabschnitts zeigt sich, dass die Umgebung des Knochens bereits stark entzündet war – dies hätte schon bald zu Komplikationen geführt. Erleichtert registrieren die operierenden Ärzte, dass ihre im medizinischen Team kontrovers diskutierte Operationsentscheidung sich im Nachhinein als richtig erweist. Auch Geoffrey J. ist zufrieden: Er kann jetzt sicher sein, keinen Darmkrebs zu haben. Eine Woche nach dem Eingriff wird er in bester Laune nach Hause entlassen.

Was klopft denn da am Schlüsselbein?

Mit fatalistischem Gleichmut beobachtet ein 45-jähriger Mann über drei Monate lang, wie ein dicker Knoten über seinem rechten Schlüsselbein am Brustkorb anschwillt und schließlich monströse Ausmaße annimmt. Anfangs glaubt er selbst an einen Insektenstich. Doch aus der anfänglichen Hautdelle entwickelte sich eine Beule, deren Umfang deutlich größer ist als eine geballte Männerfaust. Noch erstaunlicher: Der merkwürdige Hautbeutel pulsiert und bewegt sich rhythmisch im Takt seines Herzschlags, stellt der betroffene Inder fest. Erst da wird der sonst so gelassene Mann unruhig und sucht eine klinische Ambulanz auf.

Alarmierte Ärzte

Bei den Ärzten läuten die Alarmglocken, als sie das merkwürdige dellenförmige Gebilde über dem Schlüsselbein pulsieren sehen. Das seltsame Gebilde leert sich rhythmisch im Takt der Systole, in dem die linke Herzklammer Blut auswirft, und wird dann wieder prall. Nach diesen Beobachtungen liegt nahe, dass es sich um Blut handelt, das da im Hautbeutel pulsiert. Genauso stellen sich nämlich große arterielle Blutgefäße dar, die sich verlagert haben und eine Aussackung aufweisen – medizinisch spricht man dann von einem Aneurysma.

Und diese Beule, die der Betroffene selbst so lange für ein harmloses Kuriosum hielt, birgt im wahrsten Sinne explosives Potenzial: Wenn sich die Delle tatsächlich als Aneurysma erweist und dieser ausgebeutelte Blutgefäßsack platzt, kann der Patient innerhalb kurzer Zeit verbluten.

Papierdünne Gefäßwände

Ein Herzultraschall, medizinisch Echokardiografie genannt, zeigt das Herz und die abzweigenden großen Blutgefäße. In der großen Hauptschlagader, der Aorta, fließt das Blut aufgrund der veränderten Strömungsverhältnisse teilweise rückwärts, beschreibt die Arbeitsgruppe um die Ärzte Sunil K. Srinivas und Cholenahally Manjunath am Sri Jayadeva Institute of Cardiovascular Sciences and Research im indischen Bangalore.

Der Aorta-Ast, der direkt aus der linken Herzkammer entspringt und die arteriellen Blutgefäße (Karotisarterien) am Hals versorgt, hat sich bei dem 45-Jährigen extrem erweitert. Über die Karotisarterien wird auch das Gehirn mit Blut versorgt. Die schlimmsten Befürchtungen der Ärzte bewahrheiten sich: Die Wände des Blutgefäßes stellen sich dünn wie Papier dar – die Gefahr einer rasant verlaufenden Blutung ist extrem hoch.

Lebensrettender Eingriff

Jetzt ist eine sofortige Operation die einzige Chance, das Leben des Mannes zu retten. Ein rasch angefertigtes Computertomogramm, ein sogenanntes Kontrastmittel-CT, stellt noch einmal das riesige Volumen des erweiterten Blutgefäßes dar: Es handelt sich um »ein sackförmiges Aneurysma von 9,2 mal 11,3 mal 5,8 Zentimeter«, so die indischen Mediziner im *New England Journal of Medicine*.

Rätselhafte Entstehung

Die erweiterte Ader hat die Luft- und Speiseröhre und andere große Blutgefäße verdrängt. Ein derart großes Aneurysma an einer so brisanten Stelle ist eine medizinische Rarität und eine Herausforderung für die Operateure. Während die Operationsvorbereitungen auf Hochtouren laufen, wollen die Ärzte ergründen: Wie konnte sich an dieser Stelle ein so großes Aneursyma entwickeln? Hinzu kommt, dass ihr Patient in einem für diese Erkrankung untypischen Alter ist. Aneurysmen treten meist in einem frühen Lebensalter oder bei älteren Menschen auf.

Angeborene Aneurysmen werden meist bereits im Kindesalter entdeckt. Sie sind in der Regel kleiner, liegen nicht an der Körperoberfläche und werden meist kurz nach ihrer Entdeckung operiert.

Bei älteren Menschen jenseits der 60 treten Gefäßsäcke dann auf, wenn die Arterien bereits arteriosklerotisch vorgeschädigt sind. Dann werden die brüchigen Arterien immer dünner und wölben sich schließlich nach außen.

Dahinter steckte Syphilis

Aber bei einem 45-jährigen Mann, der keine Anzeichen einer (erblichen) Gefäßerkrankung aufweist? Rätselhaft.

Erst jetzt erzählt der Patient, dass bei ihm schon vor Jahren die Geschlechtskrankheit Syphilis festgestellt wurde. Nach angestrengtem Überlegen glaubt er sich zu erinnern, dass er damals keine Medikamente eingenommen und auch keine Spritzen bekommen habe.

Ihm sei zwar ein Geschwür im Genitalbereich aufgefallen und er habe es auch einem Arzt gezeigt. Das Geschwür sei aber nach einiger Zeit abgeheilt. Da habe er keine Behandlung für nötig gehalten. Auch vorübergehend geschwollene Lymphknoten und Fieber ein paar Wochen später, das ebenfalls wieder abklang, nahm er auf die leichte Schulter und suchte nicht erneut einen Arzt auf.

Fataler Irrtum

Eine folgenschwere Fehlentscheidung. Denn die ansteckende und früher gefürchtete Geschlechtskrankheit Syphilis, im Mittelalter in Badehäusern verbreitet und zur Volksseuche geworden, hat heute eigentlich ihren Schrecken verloren. Simple Antibiotika wie das Standardmittel Penicillin können das Bakterium Treponema pallidum, den Syphiliserreger, abtöten.

Aber nur, wenn man die Antibiotika rechtzeitig und konsequent einnimmt, bis die Treponemen aus dem Körper verschwunden sind. Denn das Tückische an der Syphilis ist: Wenn ihre Erreger im Körper bleiben, schreitet die Geschlechtskrankheit voran, auch wenn die Erkrankten dies nicht bemerken. Genitalgeschwüre im ersten Stadium und Allgemeinbeschwerden im (zweiten) Sekundärstadium der Syphilis bleiben oft unbemerkt oder werden nicht ernst genug genommen – wie bei diesem Patienten. Erst im dritten Stadium der Geschlechtskrankheit haben sich die Krankheitserreger im ganzen Körper ausgebreitet und befallen auch innere Organe wie etwa Blutgefäße. Ursache des lebensgefährlichen Aneurysmas war also eine Syphilis im dritten Stadium, die die ausgedellte Arterie befallen hatte.

Glücklicher Ausgang

Der Mann bekommt schon vor dem Eingriff das Antibiotikum Penicillin, das die Syphiliskeime schnell und vollständig abtötet. Hätte er vor Jahren ein paar Kapseln Penicillin eingenommen, wäre ihm diese lebensgefährliche Situation erspart geblieben.

Bereits innerhalb der nächsten Stunde liegt er auf dem Operationstisch. Der Eingriff ist nicht ungefährlich, denn eine arterielle Blutung an dieser Stelle des Körpers kann außer Kontrolle geraten. Aber den Ärzten bleibt keine Wahl.

Es gelingt ihnen, den vorgewölbten und dünnwandigen Teil der Arterie komplett zu entfernen und die verbliebenen Stümpfe der großen Arterie durch eine perfekte Gefäßnaht wieder miteinander zu verbinden. Der Mann hat doppeltes Glück. Er wird nach einigen Wochen gesund entlassen. Und auch die lange in ihm schwelende Syphilis ist dank der antibiotischen Therapie abgeheilt.

Der Chamäleon-Tumor

Den ganzen Tag telefonieren, den Computer bedienen, wieder telefonieren ... und dabei immer freundlich, äußerlich entspannt und innerlich gelassen bleiben. Martina J. schafft das. Sie meistert ihren anstrengenden Job im Callcenter scheinbar spielend. Die 43-Jährige kommt auch mit ihren Arbeitskollegen hervorragend aus und ist beliebt.

Blitzende Mäuse stören

Doch dann treten bei Martina J. merkwürdige Beschwerden auf. Sie reagiert plötzlich extrem sensibel auf die kleinen Lichtsignale der Lasermäuse ihrer Kollegen im Callcenter in Neubrandenburg. Überhaupt hat sie das Gefühl, gegen Licht und jegliche Reizung ihrer Augen überempfindlich geworden zu sein. Am Arbeitsplatz gibt es, völlig ungewohnterweise, deshalb immer wieder Streit. »Es tat richtig weh, wenn die Lichtblitze der Lasermäuse meine Augen trafen«, berichtet Martina J. Für ihre Probleme bringen die Kollegen keinerlei Verständnis auf. Martina J. ist selbst irritiert von der Überreaktion ihrer Augen und sie spürt ebenfalls, dass sie in letzter Zeit sehr reizbar geworden ist.

Grauer Star oder einfach das »Alter«?

Rückblickend sagt sie: »Ich dachte, vielleicht bekomme ich eine Augenerkrankung, beispielsweise grauen oder grünen Star. Ich glaubte auch, meine seelische Empfindlichkeit läge einfach daran, dass ich älter werde.« Sie lässt ihre Augen untersuchen und ist erst einmal beruhigt. Alles in Ordnung, so das Ergebnis. Sie bekommt eine neue Brille, die fällig war – daran lag es also.

Riskanter Blick ins Schwarze

Einige Wochen später sitzt Martina J. im Auto, konzentriert sich auf den Verkehr ... als plötzlich optisch nichts mehr geht. Die 43-Jährige erinnert sich, ohne vorherige Warnsymptome habe sie ganz urplötzlich »nur noch Regenbogenfarben gesehen«. Kurzzeitig sieht sie gar nichts mehr, blickt wie in ein schwarzes Loch. Zum Glück kann sie ihr Auto unter Kontrolle halten; dann ist die schockierende Blindheit auch schon wieder vorbei. Martina J. ist besorgt und rätselt, was der Grund für diesen gefährlichen Zwischenfall gewesen sein könnte. Aber sie kann danach wieder völlig normal sehen. Deshalb entscheidet sie sich, nichts weiter zu unternehmen.

Schwindel, Kopfweh ...

Doch sie kommt gesundheitlich nicht zur Ruhe. Unerklärliche Sehstörungen bleiben in den folgenden Tagen und Wochen zwar aus. Doch bald darauf hat sie am Morgen das Gefühl, dass sich alles um sie herum dreht. Ein derartiger Drehschwindel kann banale Ursachen haben, etwa zu niedrigen Blutdruck, speziell unmittelbar nach dem Aufstehen. Doch Martina J. hatte noch nie Blutdruckprobleme, und Kontrollen des Blutdrucks ergeben keinen auffälligen Befund. Doch der Schwindel bleibt bestehen. Und auch die Sehstörungen sind irgendwann wieder da. Immer öfter flimmert es »geradezu unheimlich«, so die 43-Jährige, vor ihren Augen. Zusätzlich quälen jetzt hämmernde Kopfschmerzen die Callcenter-Angestellte. Aufgrund der beruflichen Belastung von Martina J. tippt die Hausärztin zuerst auf Spannungskopfschmerz als Stressreaktion. Doch als ihre Patientin das Augenflimmern beschreibt, ist die Hausärztin alarmiert. Dahinter muss eine möglicherweise ernste Ursache stecken – denn Stress allein kann dieses Symptom nicht mehr erklären.

... verengtes Gesichtsfeld

Von der Hausärztin wird Martina J. erneut zur ophthalmologischen Untersuchung bei der Augenärztin überwiesen. Die findet bei Basisuntersuchungen wie Sehtests, aber auch bei der Spiegelung des Augenhintergrundes keine akut besorgniserregenden Auffälligkeiten. Das Gesichtsfeld ist zwar bei der Patientin etwas eingeschränkt, sie kann also die am äußeren Rand liegenden Objekte nur unscharf erkennen. Doch diese Anomalität des Sehvermögens ist so gering ausgeprägt, dass die Augenärztin noch keinen ernsthaften Verdacht schöpft.

Zugespitzt

Doch dann spitzt sich die Lage bedrohlich zu. Das Kopfweh, das Martina J. jetzt fast ständig plagt, eskaliert plötzlich zu rasenden Kopfschmerzen. Gleichzeitig wird ihr übel, Schwindel reißt sie fast von den Beinen, die extremen Sehstörungen lassen nur noch eine verschwommene Sicht zu. Martina J. glaubt, einen Schlaganfall erlitten zu haben, und sucht sofort die Neurologische Ambulanz in der Klinik ihres Heimatortes auf. Der diensthabende Arzt, ein junger Neurologe, glaubt zunächst an eine heftige Migräneattacke. Denn eine Migräne mit Aura, also mit symptomatischen Vorboten des Kopfschmerzanfalls, kann ebenfalls Sehstörungen und Schwindel auslösen. Sicherheitshalber schickt der Arzt die Patientin aber doch zum Computertomogramm, um eine Hirnblutung oder eine Mangeldurchblutung im Kopf auszuschließen. Das CT scheint seine Annahme zu bestätigen: Es zeigt ein unauffälliges Gehirn ohne irgendwelche Indizien für eine Blutung, einen Schlaganfall oder sonstige Hirnerkrankungen. Also bleibt die Diagnose zunächst bestehen, dem Arzt und auch Martina J. leuchtet die Vermutung einer schweren Migräne nach dem CT-Befund ein.

Der nächste Notfall

Martina J. möchte zu diesem Zeitpunkt nicht weiter durch die diagnostische Mühle gedreht werden. Stattdessen will sie lieber wieder arbeiten. Doch dann eskaliert ihre Situation erneut. Ihr wird wieder schwindelig, sie kippt um, ihr Kopf hämmert wie entfesselt: Sie lässt sich in die Klinik transportieren. Diesmal signalisiert ein ausgedehnter Gesichtsfeldausfall den Ärzten der Neurologie sofort, dass dahinter mehr steckt als eine Migräne. Martina J. kann auf der rechten Hälfte ihres Gesichtsfelds praktisch nichts mehr sehen. Ein derartiger halbseitiger Gesichtsfeldausfall könnte das Symptom einer sogenannten Sinusvenenthrombose darstellen.

Lebensgefährliche Gerinnsel?

Dabei treten Blutgerinnsel in den großen venösen Blutabfluss-Sammelbecken des Gehirns auf, in den Hohlräumen der harten Hirnhaut. Als Folge der Abflussbehinderung staut sich das zum Herzen zurückfließende venöse Blut im Kopf. Ein lebensbedrohlicher Notfall: Der Druck im Kopf steigt in kurzer Zeit drastisch an, lebenswichtige Hirnzentren können gequetscht werden und ausfallen. Wenn die Venenwände dem Überdruck nicht standhalten, kann es zu tödlichen Blutungen ins Gehirn kommen. Alarmiert ordnen die Ärzte sofort eine Kernspintomografie an, auf der eine Sinusvenenthrombose zu erkennen wäre. Dann Entwarnung: Die Sinusvenen sind durchgängig, Blutgerinnsel im MRT nicht zu erkennen.

Ein Wasserkopf?

Die Neurologen aber gehen weiter davon aus, dass der Innendruck in Martina J.s Kopf zu hoch ist. Denn die Konstellation der Symptome spricht deutlich für diese Annahme. Zweites Erklärungsmodell: Leidet Martina J. vielleicht unter einem Hydrocephalus, umgangssprachlich als Wasserkopf bezeichnet? Bei dieser Erkrankung wird zu viel Liquor (Nervenwasser) produziert, das Gehirn und Rückenmark umspült und als Stoßdämpfer der sensiblen Gehirnsubstanz wirkt. Bei einem Hydrocephalus ist der Abfluss des Nervenwassers teilweise blockiert, deshalb staut sich die Flüssigkeit im Kopf und drückt auf die Hirnsubstanz. Dabei weiten sich die Hirnkammern unter dem Druck des Liquors. Die erweiterten Kammern müssten im Kernspintomogramm zu sehen sein, doch das MRT zeigt: nichts Auffälliges.

Tumorsymptome ohne Geschwulst

Ebendieses Fehlen eines sichtbaren Befundes bringt die Ärzte dann auf die Idee, jetzt nach einer seltenen unsichtbaren Krankheit zu fahnden - sie vermuten einen sogenannten idiopathischen Hochdruck im Gehirn. »Idiopathisch« bedeutet, dass man nicht weiß, woher die Symptome rühren. Trotz dieser unbekannten Ursache ist aber der Mechanismus beim idiopathischen Hirndruck bekannt: Der Liquor im Zentralnervensystem kann aus bislang ungeklärten Gründen (eben »idiopathisch«) nicht über die Hirnvenen abfließen. Das Nervenwasser staut sich. Dadurch steigt der Druck auf das zentrale Nervengewebe langsam, aber stetig immer weiter an. Die Beschwerden ähneln denen eines langsam wachsenden Hirntumors. Die Patienten leiden unter Übelkeit, Kopfschmerzen, Sehstörungen, Erbrechen wie bei einem Gehirntumor. Aber es wächst keine Geschwulst im Gehirn. Ärzte nennen dieses merkwürdig irreführende Erscheinungsbild eines »Hirntumors ohne Tumor« daher Pseudotumor cerebri. Wie ein Chamäleon, das sich durch perfekte Täuschung tarnt, imitiert der idiopathische Hirndruck alle Hirntumor-Charakteristika und bleibt deshalb oft lange unerkannt.

Die unsichtbare Krankheit

Sämtliche Symptome sind durch den erhöhten Hirndruck ausgelöst. Wird etwa der Sehnerv gequetscht, büßt er seine Funktionen allmählich ein und stirbt schließlich ab. Sehstörungen wie ein Gesichtsfeldausfall sind eine mögliche Folge - der ist ja auch bei Martina J. aufgetreten. Da sich der Druck im Kopf ganz langsam und unspektakulär immer mehr steigert, weiten sich die Hirnkammern bei einem idiopathischen Hirndruck nicht. Deshalb fehlen erweiterte Hirnkammern als klassisches Bild eines Liquorüberdrucks im Gehirn. Der idiopathische Hirndruck ist eine unsichtbare Krankheit.

Sprudelndes Hirnwasser

Um ihren Verdacht zu untermauern, stechen die Neurochirurgen in den Rückenmarkskanal der Patientin. Sie messen, mit welchem Druck der Liquor über die Punktionskanüle aus dem Wirbelkanal austritt. Der Normbereich beginnt bei einer Maßzahl von zehn bis 15. Ab 20 spricht man von krankhaft erhöhtem Druck des Nervenwassers. Bei der Punktion des Rückenmarkskanals von Martina J. sprudelt der Liquor mit einem Hochdruck von mehr als 25 aus der Nadel. Damit ist die Diagnose eines Pseudotumors cerebri gesichert.

Kurzschluss zwischen Kopf und Bauch

Die Therapie besteht darin, den Druck des Nervenwassers aufs Gehirn dauerhaft zu verringern. Zunächst versuchen die Neurochirurgen, mit Medikamenten und mit regelmäßigen Liquorpunktionen den Hirndruck zu verringern. Doch Martina J. verträgt die Behandlung nicht. Sie leidet unter Sprachstörungen und wird immer vergesslicher. Schließlich entscheiden sich die Ärzte für eine Operation, die das Problem für immer löst: Sie setzen der Patientin einen sogenannten Shunt in den Kopf. Damit bezeichnet man eine Kurzschlussverbindung zwischen zwei Gefäßgebieten, die normalerweise nicht miteinander verbunden sind. In diesem Fall leitet ein dünner Kunststoffschlauch das Gehirnwasser in den Bauch ab. Der neurochirurgische Eingriff wirkt ausgezeichnet: Der Hirndruck sinkt rasch so deutlich, dass nahezu sämtliche Beschwerden der Patientin sofort verschwinden. Die Sehstörungen sind behoben und treten auch nie wieder auf. Lediglich sporadische Kopfschmerzen plagen Martina J. manchmal – wie uns alle.

Das unsagbare Leiden der Carmen W.

Die 34-jährige Berlinerin Carmen W. steht auf Events, Partys und Gesellschaftstreffs der Bundeshauptstadt stets im Mittelpunkt. Sie sieht blendend aus, bewegt sich sicher und souverän auf dem roten Teppich und dem politischen Parkett. Sie wird von Frauen beneidet, von Männern begehrt. Das ehemalige Model hat einige Semester Psychologie studiert. Nach ihrer Heirat mit einem reichen und charmanten Unternehmensberater lässt Carmen W. das Studium sausen. Sie lebt mit ihrem Mann im noblen Dahlem, in einer Luxusvilla, behütet und abgeschirmt durch eine Mauer und perfekte Überwachungsanlagen.

Die Wahrheit quält sich ans Licht

Später sagen Freundinnen, Carmen habe zwar manchmal gewirkt, als sei sie wie durch eine Glaswand von der Welt getrennt. Aber dieser kurze Eindruck wird immer wieder rasch ausgelöscht vom Strahlen der jungen Frau, die so sehr vom Schicksal begünstigt scheint – bis zu dem Tag, als die Wahrheit unter schmerzhaften Geburtswehen ans Licht kommt.

Dumpfer Klang statt Worte

Eine Freundin will sie im Mai 2013 zum Golfspielen abholen, als sie eine völlig veränderte Carmen W. vorfindet. Die Freundin wirkt nicht nur abwesend, fast wie in Trance – vor allem dies: Sie kann plötzlich nicht mehr richtig sprechen. Worte kann sie nur noch undeutlich aussprechen, wie in einem dumpfen Widerhall klarer Artikulation. Aus ihrem Mund kommen Laute, keine Worte – dennoch sind Rhythmus und Inhalt normaler Sätze nach wie vor erkennbar. »Es hörte sich an«, so beschreibt es die Freundin später, »als seien ihr die klaren Worte abhandengekommen und ersetzt worden durch eine Art urtümliche Lautbildung.«

Ein Scherz? Alkohol? Nichts davon ...

Dies schildert laienhaft, aber eindrücklich die Form der Sprachstörung. Die einigermaßen perplexe Freundin glaubt zunächst noch an einen makabren Scherz; dann hält sie Carmen W. kurzfristig für angetrunken, aber auch dafür gibt es keinerlei Indiz, weder Gläser auf dem Tisch noch ein Alkoholgeruch in Carmens Atem. Doch die Form der Sprachstörung bringt die Freundin auf die richtige Verdachtsspur: Da muss irgendetwas sein, das Carmen W. innerlich komplett blockiert und daran hindert, »sich auszusprechen«, erinnert sie sich später.

Ein gut durchblutetes Gehirn

Die Freundin ist ratlos, doch sie will unbedingt sofort helfen. So bringt sie Carmen W. zum gemeinsamen Hausarzt. Der internistisch versierte Mediziner untersucht per Ultraschall die Durchblutung der Karotisarterien, also der Blutgefäße, die die Durchblutung des Gehirns sicherstellen. Sie stellen sich auf dem Monitor absolut durchlässig und völlig unauffällig dar, es fallen auch keine Strömungswirbel des Blutflusses auf. Eine (ohnehin unwahrscheinliche) Durchblutungsstörung des Gehirns ist damit ausgeschlossen. Auch andere Indizien einer Nervenstörung wie etwa ein herabhängender Mundwinkel als Anzeichen einer Lähmung des Gesichtsnervs (Fazialisnerv) fehlen. Dem Hausarzt steht also eine körperlich gesunde Frau gegenüber, der die Sprache abhandengekommen ist.

Schlimmer Verdacht

Bei der Untersuchung bemerkt der Arzt aber einen blauen Fleck am Hals von Carmen W. Mit einem schlimmen Verdacht im Hinterkopf bittet er die Patientin, auch Brust und Bauchraum kurz inspizieren und abtasten zu dürfen. Er sieht zu seinem Schrecken mehrere Blutergüsse, die nach ihrer Färbung zwischen drei Wochen und mehrere Tage alt sind. Jetzt ist er sich fast sicher: Die scheinbare Glücksprinzessin wurde in letzter Zeit mehrfach misshandelt. Aber ihr Unterbewusstsein wehrt sich, dieses »unsägliche« Geschehen in Worte zu fassen.

Verletzte Seele als Ursache?

Dieser unlösbare Konflikt hat offenbar eine psychisch bedingte Sprachstörung hervorgerufen. Mediziner bezeichnen psychisch ausgelöste Körperstörungen wie Lähmungen bei intakter Muskulatur und Nervenleitung, »Blindheit« bei intaktem Sehapparat oder eben seelische Sprachunfähigkeit ohne körperliche Ursache als Konversionssymptomatik.

Ein innerer Konflikt bildet sich körperlich ab

Bei einer Konversionsstörung wird ein unlösbarer psychischer Konflikt als scheinbar körperliches Leiden ausgedrückt. Und zwar eines mit Symbolcharakter. Denn die Seele wählt sich nicht irgendeine beliebige Symptomatik, sondern bildet körperlich den inneren Konflikt ab. Wenn jemand sein Elend »nicht mehr sehen kann«, erblindet er scheinbar. Wenn »es nicht mehr weitergeht«, kann eine psychogene Lähmung die Folge sein. Und wenn der Schmerz einfach unsäglich wird, versagt die Sprache – wie bei Carmen W.

Keine Worte – aber eine lebhafte Gestik

Mit dieser Vorgeschichte überweist der Hausarzt Carmen W. umgehend zu der Hypnosetherapeutin Monika Mildt, Heilpraktikerin für Psychotherapie in Berlin. Die Hypnotherapeutin hat es bereits in ähnlichen Fällen erfolgreich geschafft, zuerst die tief liegenden seelischen Blockaden so weit aufzubrechen, dass ein therapeutisches Gespräch überhaupt möglich wird. Danach bestehen mehrere Behandlungsoptionen, um die (biografischen und aktuellen) seelischen Konflikte aufzuarbeiten. Der Therapeutin fällt bereits beim Erstkontakt auf, dass Carmen W. zwar offensichtlich leidet und keine deutlichen Worte herausbringt. Andererseits gestikuliert sie sehr lebhaft und inszeniert das, was sie nicht aussprechen kann, mit eindrucksvoller Körpersprache.

Hypnose bricht den Bann

Aber wie kann man mit einer Patientin kommunizieren, die nicht (mehr) sprechen kann? Die Hypnotherapeutin beginnt mit Carmen W.s Einwilligung, sie in einen hypnotisch reduzierten Bewusstseinszustand zu versetzen, bei dem sie aber wach, ansprechbar und reaktionsbereit bleibt. (Eine therapeutische Hypnose hat mit den albernen Hypnoseshows, bei denen Willenlose auf Showbühnen Befehle befolgen oder Kunststücke aufführen, nichts zu tun.) In diesem Zustand beginnt Carmen W., sich an die Bilder zu erinnern, die sie so sehr quälen, dass sie sie nicht in Worte fassen kann. Und jetzt, in diesem Zustand vollkommener Tiefenentspannung, gibt ihre Psyche den heftigen unbewussten Widerstand auf. Carmen W. kann bereits nach einigen Sitzungen wieder normal sprechen. Mehr als das: Jetzt bricht das lange unterdrückte, unaussprechbare innere Elend geradezu aus ihr heraus …

Gewalt ließ sie verstummen

Seit über zwei Jahren misshandelt ihr Mann sie. Immer wieder zwingt und dressiert er sie auch zu sexuellen Spielarten, an denen sie keinerlei Gefallen findet. Das Schlimmste aber: Er droht ihr, sie sofort aus dem Haus zu werfen und grausam zu bestrafen, wenn sie »jemandem auch nur ein Wort davon erzählt«. Mit der Rückkehr von Carmens Sprachfähigkeit ist aber nur ein therapeutischer Etappensieg erzielt. Denn die entscheidende Frage ist, warum sie auf diese Situation mit Sprachverlust und nicht anders, etwa mit angemessener Aggression, reagierte.

Ein Drama wiederholte sich

Carmen W. willigt ein, nach der erfolgreichen Hypnotherapie eine weitere Behandlung anzuschließen, um die unbewussten Wurzeln ihres Konfliktes freizulegen. Die Therapeutin und Carmen W. entscheiden sich für eine Katathym-imaginative Psychotherapie nach Hanscarl Leuner. Und bei dieser Aufarbeitung kommt nach und nach das Drama ihres Lebens an die Oberfläche: Schon als Zehnjährige wurde sie von ihrem Stiefvater immer wieder brutal misshandelt, später auch mehrfach sexuell missbraucht. Damals wandte sich die Pubertierende Hilfe suchend an die Mutter, aber die wollte nichts davon hören, nannte sie eine Lügnerin. Und schärfte ihr ein, »bloß nichts zu sagen«. So verschloss sich Carmen W. Sie kapselte ihre Angst, ihre Ohnmacht sozusagen ein, und sie lernte zu schweigen, um zu überleben.

»Ein neues Leben« ...?

Diese Einsichten in die biografischen Quellen ihres Konversionssymptoms »Sprachverlust« stellen einen wichtigen therapeutischen Schritt dar, um die ursächlichen seelischen Wunden irgendwann heilen zu lassen. Doch nicht jede Psychotherapie findet einen glanzvollen Abschluss. Carmen W. stabilisiert sich zwar psychisch, wird selbstbewusster, trennt sich nach langen Bedenken endlich von ihrem Mann. Doch als sie bald darauf einen neuen Lebenspartner kennenlernt, will sie die biografischen Themen nicht länger bearbeiten und »völlig neu beginnen«. Der Analytiker gibt zu bedenken, dass sie sich selbst und ihre seelischen Verletzungen überallhin mitnimmt. Aber sie ist geradezu euphorisiert von der Vorstellung eines vollständig neuen und anderen Lebens. Sie bricht die Therapie ab und folgt ihrem Partner, der einen Job in Sausalito, Kalifornien, annimmt, in die USA. Dort verliert sich ihre Spur.

Quellenverzeichnis

Der Mann, der eine Frau war – und doch ein Mann blieb
Hongkong Medical Journal
Vol. 19 No. 3 (June 2013)

Die Angst im Nacken
Eigenes Interview; mit:
Dr. med. Norbert Panitz
Facharzt für psychosomatische Medizin und Psychotherapie, Psychoanalyse
Psychotherapeutische und psychosomatische Praxis
Berlin, Bundesplatz

Die Blutspur, die zur Wahrheit führte
The Lancet, Vol. 366 (September 24, 2005)

Doppelt in die Röhre geguckt
NDR *Abenteuer Diagnose*, »Doppelter Ösophagus« (12.11.2013)

Wie kam der goldbraune Ring ins Auge?
New England Journal of Medicine (March 22, 2012)

Der Tee, der den Knochen fraß
New England Journal of Medicine
March 21, 2013, 368; 1140

Das Baby mit Zwillingen im Bauch
Journal of Medical Case Reports
2010, 4:96

Was schimmert schwarz unter rotem Tattoo?
The Lancet, Vol. 3828 (July 20, 2013)

Abenteurer am Abgrund
NDR *Abenteuer Diagnose*, »Zyste statt Burn-out« (20.08.2013)

Der Wurm, der ins Auge ging
New England Journal of Medicine (December 16, 2010)

Die Flut der Stäbchen
NDR *Abenteuer Diagnose*, »Schleichende Invasion« (11. März 2014)

Hilfe ... meine Eltern sind mörderische Doppelgänger!
Journal of Medical Case Reports, 6:406 (2012)

Küsse nahmen ihr den Atem
New England Journal of Medicine (April 18, 2013)

Das Herz steht still nach dem Ramadan
The Lancet, Vol. 382 (July 6, 2013)

Schwarze Krusten aus den Tropen
Klinische Pädiatrie, Vol. 224 No. 4 (Juli 2012)

Das Mädchen und die zuckenden Blitze
British Medical Journal,
BMJ Case Reports 2012; doi: 10.1136/bcr-2012-006740

Der Stift, der für 15 Jahre im Kopf verschwand
Vortrag auf der 63. Jahrestagung der Deutschen Gesellschaft für Mund-, Kiefer und Gesichtschirurgie, 22.–25. Mai 2013 in Essen
Schwartzmann, Pawel; Modabber, A.; Elvers, D.; Goloborodko, E.; Steiner, T.; Ghassemi, A.; Gerressen, M.; Hölzle, F. (Aachen, Zwickau)

Spießige Diagnose
Stern 13. Februar 2014
Bericht von Dr. Norman Schöffel,
Abteilung für Viszeralchirurgie,
Unfallkrankenhaus Berlin

Der Tod kam auf leisen Schwingen
New England Journal of Medicine (January 10, 2013)

Das Mysterium der Promille-Pilze
International Journal of Clinical Medicine, Vol. 4 No. 7 (2013)

Der Schmerz, der im Kreis tanzte
Quelle: NDR *Abenteuer Diagnose*, »Wanderschmerzen« (25.02.2014)

Blutsauger mit brisanter Fracht
The Lancet, Vol. 381 (May 11, 2013)

Rhythmisches Hustenrätsel
European Journal of Medical Research, 18:13 (2013)

Fischgräte auf Wanderschaft
BMJ Case Reports 2012; doi: 10.1136/bcr.09.2011.4838

Wie die Vorleserin ihre Geschichten verlor
Neurology, Vol. 82 No. 1 (January 7, 2014)

Sexsalbe holt zum Kahlschlag aus
JAMA Dermatology, formerly Archives of Dermatology, Vol. 147 No. 11 (November 2011)

Millionen Kurzschlüsse im Gehirn
NDR *Abenteuer Diagnose*, »Nervensturm« (24.09.2013)

Die unendliche Geschichte der Qual und ihr glückliches Ende
NDR *Abenteuer Diagnose*, »Fieberkreis« (3.09.2013)

Die Zeitbombe, die im Bauch von Abd-Allah tickte
BMJ Case Reports 2013; doi: 10.1136/bcr-2013-200285

Viren zerrissen die Milz in der Luft
JAMA Surgery, Vol. 148 No. 10 (October 2013)

Alarm-Farbe im Haar
The Lancet, Vol. 382 (October 5, 2013)

Die Drüse, die der Ärztin die Sprache verschlug
The Lancet, Vol. 382 (November 9, 2013)

Fehl(er)meldung aus dem Brustkorb
BMJ Case Reports 2012; doi: 10.1136/bcr.01.2012.5553

Der seltsame Filmriss der Hannah W.
NDR *Abenteuer Diagnose*,
»Flächenbrand« (18.02.2014)

Oh Baby ... knapp am Grab vorbeigeschrammt!
BMJ 2012; 345: e4441

Zweiohr-Leiden
NDR *Abenteuer Diagnose*, »Morbus Wegener« (19.03.2013)

Die zweimal gehörnte Gebärmutter
Journal of Medical Case Reports, 6:419 (2012)

Ein 25 Jahre gehütetes Bauchgeheimnis
BMJ Case Reports 2011; doi: 10.1136/bcr 10.2011.5001
Case Reports 2011; doi: 10, 1136

Eisige Erkenntnis
NDR *Abenteuer Diagnose*, »Hämochromatose«
(10.09.2013)

Die Milchwolke, die blind machte
The Lancet, Vol. 38 (December 14, 2013)

Angriff der tödlichen Fleischfresser
BMJ Case Reports 2012;
doi: 10.1136/bcr-2012-006380

Seelische Vollkorn-Katastrophe
Clinical Practice and Epidemiology in Mental Health, 5:16
(June 26, 2009)

Vier Winzlinge spielen Schicksal
BMJ Case Reports 2013; doi: 10.1136/bcr-2013-009220

Yasins Krankheit ohne Namen
NDR *Abenteuer Diagnose*, »Unklarer Immundefekt«
(1.10.2013)

Das Teufelsgrinsen des Takumi Y.
Journal of Medical Case Reports
6:343 (2012)

Der Fels, der in der Lunge wuchs
The Lancet, Vol. 382 (November 2, 2013)

Was ließ den jungen Mexikaner erstarren?
Journal of Medical Case Reports
2009, 3:7392

Knochenharte Diagnose
BMJ Case Reports
2012: doi: 10.1136/bcr-03-2012-6007

Was klopft denn da am Schlüsselbein?
New England Journal of Medicine
(September 19, 2013)

Der Chamäleon-Tumor
NDR *Abenteuer Diagnose,* »Idiopathischer Hirndruck«
(14.01.2014)

Das unsagbare Leiden der Carmen W.
Eigenes Interview mit
Monika Mildt, Heilpraktikerin für Psychotherapie
Hypnosetherapeutin
Praxis für heilkundliche Psychotherapie
Mahlow, Brandenburg